圖解

AD／HD（注意欠陷／多動性障害）
のすべてがわかる本

# ADHD
# 有效提升孩子專注力

暢銷
修訂版

## 教養ADHD孩子最佳入門書

日本自閉症協會會長
市川宏伸／監修

高師大特教系主任
兼特教中心主任
蔡明富／審訂

申文淑／譯

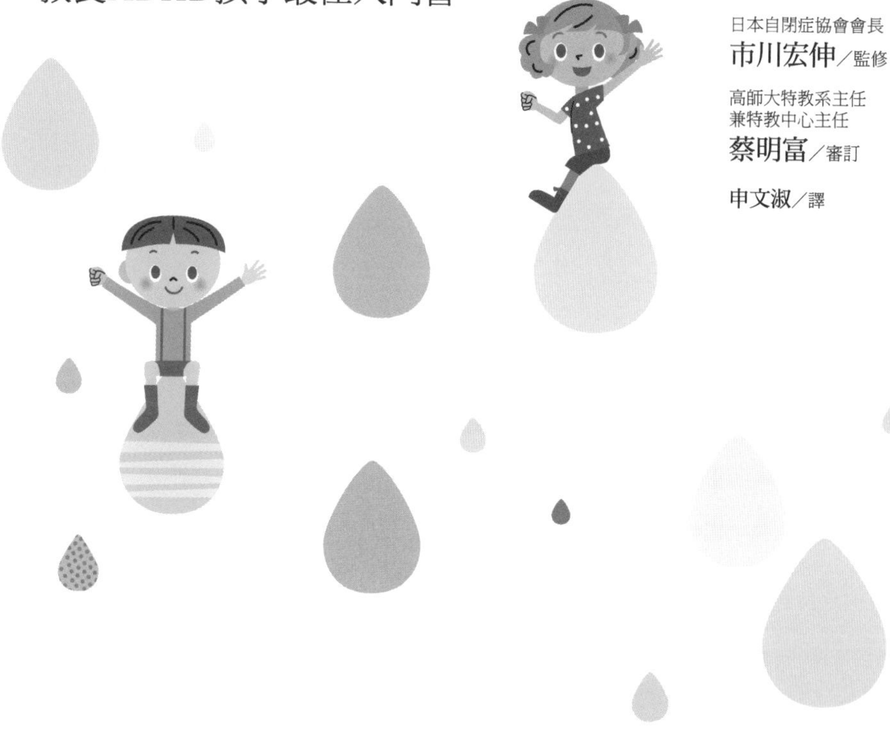

新手父母

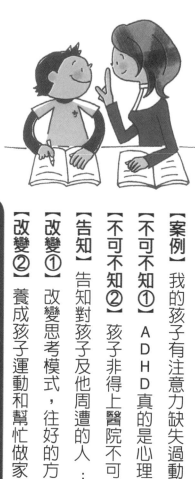

# 目錄

## 圖解注意力不集中 有效提升孩子專注力



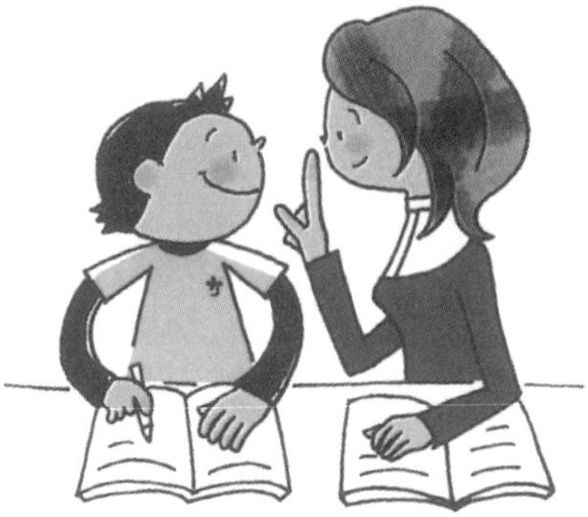

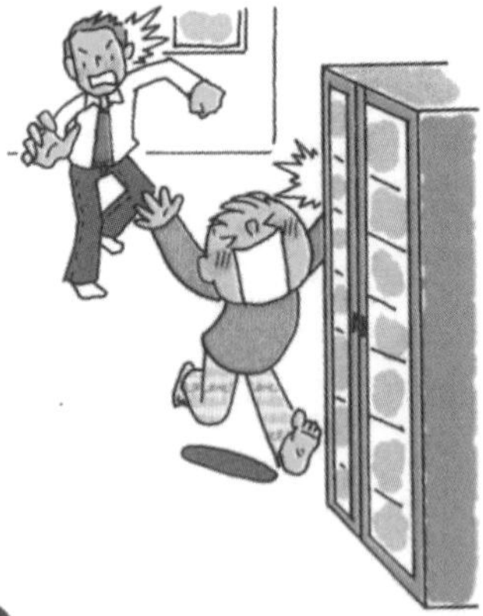

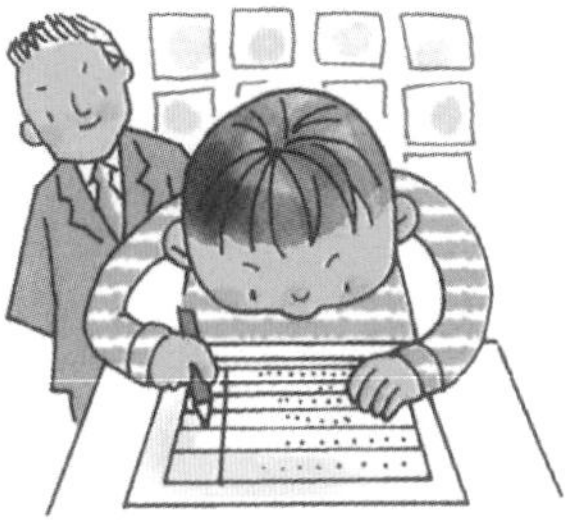



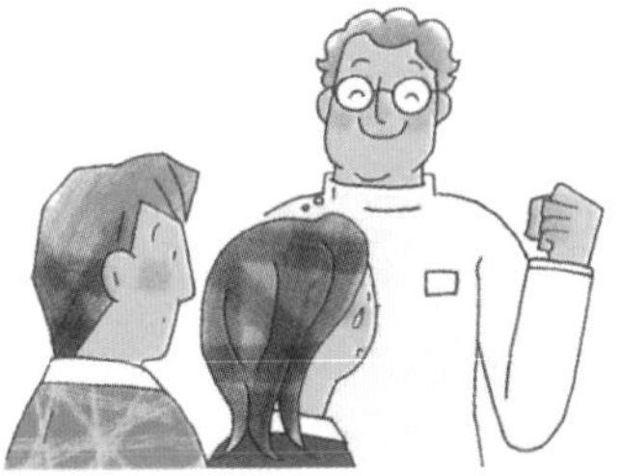

## 第四章 遭遇困難時請找專家諮詢

## 第五章 父母和老師的責任



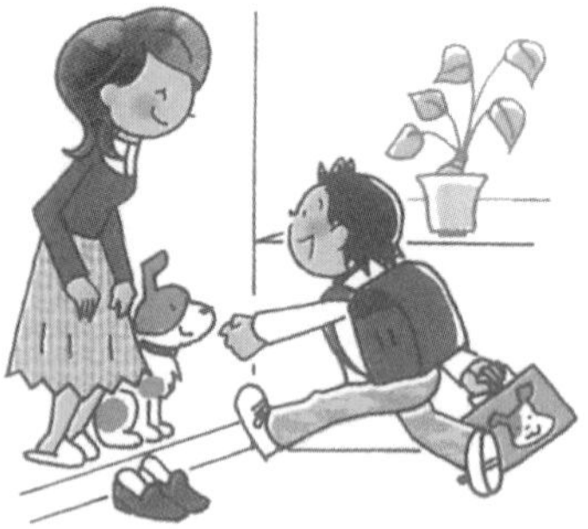

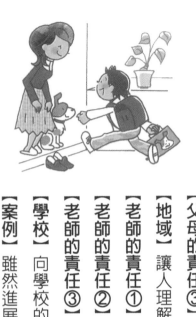

# 推薦序

## 了解孩子、幫助孩子

文／劉永寧

「ADHD」這個在台灣已講了十幾年的專有名詞，直到今天還是有許多人不了解，而日本也是近幾年才開始重視這個問題，基於同是重視儒家思想的東方人，他們的狀況和我們是很接近的，不論是家族觀念、父母期待、社會認知，在某些方面和台灣幾乎相同，所以拿到《圖解注意力不集中 有效提升孩子專注力》這本書時，令我非常好奇，一來想了解日本當地的看法，二來也想知道如何圖解。

### 了解ADHD 為孩子開啟學習之窗

看完之後發覺這是一本很好的入門書，文字淺顯易懂，從學前開始，所會碰到的狀況、類型、產生的問題，到該如何尋求支援，及該如何教養，都有詳盡的說明，並伴有說明台灣的狀況和作法，讓人不會覺得是在看國外的案例。

更奇妙的是，作者將它圖表化、圖形化，加上運用Q&A的方式，讓讀者很容易找到自己的問題並得到答案。大家都知道「早期發現早期治療」，藉著這本「軟性的工具書」，新手父母可以早一點注意到孩子的不同，盡早尋求協助，也藉著對「ADHD」的了解，幫助他、了解他、教育他，幫他找到另一扇窗。

### 幫助ADHD孩子 了解自己

也因為這本手冊有圖畫的輔助，我建議大一點的ADHD孩子也可以藉著這本書，來了解自己本身的問題，及該如何尋求協助，進而讓別人了解自己，改善與同儕之間的人際關係，也藉著了解自己，規畫最適合自己的路。

目前台灣進入少子化的時代，家裡的孩子少，沒有比較的對象，在「大雞晚啼」的觀念下，一些細節很容易被大人忽略，等到察覺不對時，已錯過了最佳時間，這是多麼可惜的一件事，所以一本好的教養工具書，能讓父母了解孩子，進而幫助他，並讓孩子了解自己進而接受協助，想想這是一本邊際效益極高的書，推薦給您！

（臺北市學習障礙協會常務理事◎劉永寧）

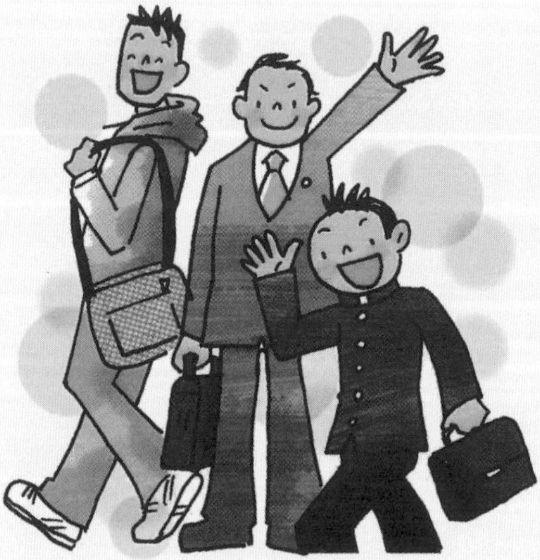

# 導讀

## 注意力缺失過動症孩子在台灣

文／蔡明富

校園內有一些學生在上課時無法專注、行事很衝動、不時發出怪聲、坐在椅子上搖來搖去，有時候還會在課堂上走來走去，擾亂上課秩序。同樣的，這些學生在家中也會出現類似的問題，如無法持續完成功課、無法耐心等待及靜不下來等。孩子究竟怎麼了？

當您的學生或孩子出現這些問題行為時，有可能是所謂「注意力缺失過動症」（Attention-Deficit / Hyperactivity Disorder，簡稱ＡＤＨＤ），就是我們俗稱的「過動兒」。根據國內學者研究發現，ＡＤＨＤ學生出現率約占學齡學生3至5%，出現率之高，值得學校教師與家長重視。

### ＡＤＨＤ鑑定流程

至於如何知道自己的孩子或學生是否為ＡＤＨＤ呢？國內醫療診斷主要來自兒童心智科醫師，另一方面如果ＡＤＨＤ學生要接受「特殊教育服務」，則需經過各縣市政府教育局的教育需求鑑定。

根據教育部於民國九十一年「身心障礙及資賦優異學生鑑定標準」將ＡＤＨＤ學生納入嚴重情緒障礙類別之一，明確規範ＡＤＨＤ學生屬於特殊教育服務對象之一。而且根據此鑑定基準，一位ＡＤＨＤ學生需符合下列問題行為並具有下列六項指標：

①長期性（問題行為持續六個月以上）。
②嚴重性。
③跨情境（同時出現在兩個不同情境，如學校與家庭）。
④排除其它障礙（如並非因智能、感官或健康因素造成之結果）。
⑤生活適應欠佳（出現學業、社會、人際、生活等適應困難）。
⑥普通教育輔導仍無顯著成效。

故並非所有經過醫療診斷ＡＤＨＤ學生均可接受特殊教育服務。（鑑定流程請參照第7頁）

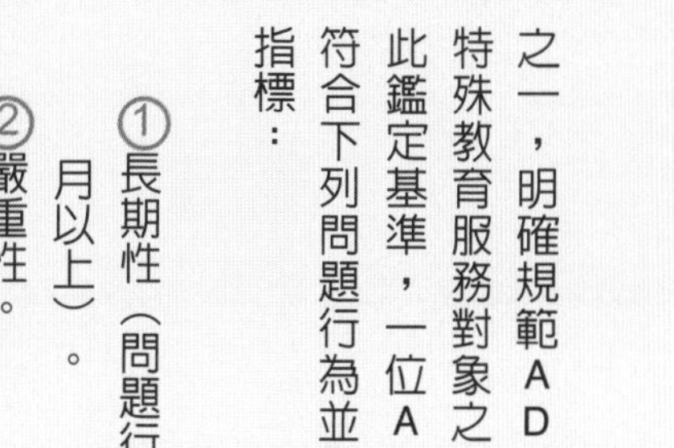

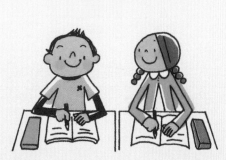

本書提及每位ＡＤＨＤ學生發展狀況不一，有些ＡＤＨＤ學生可能經由環境調整及適當教學、教養方式的協助，其症狀就會逐漸改善。但如果症狀無改善，需要接受「特殊教育」服務的ＡＤＨＤ學生則需經過學校教育人員或家長轉介，並經教師與家長共同填寫行為評估及適應量表，並收集教師與家長對個案狀況的描述，再由各縣市政府「特殊教育學生鑑定及就學輔導委員會」綜合研判是否屬於所謂嚴重情緒障礙學生。

## 善用資源 解決學習困境

一般而言，在台灣症狀較輕微的ＡＤＨＤ學生均在普通班接受一般教育，有些普通班老師會轉介個案到輔導室接受輔導教師的輔導。但症狀較嚴重的ＡＤＨＤ學生被學校轉介並經鑑定屬於嚴重情緒障礙學生後，將可接受「特殊教育」的服務，並由相關專業人員為其擬定「個別化教育計畫」。

這些學生除在學校普通班接受一般教育以外，部分時間會到「身心障礙資源班」接受專注力、社會技巧的訓練，如果同時伴隨學習障礙（簡稱ＬＤ），「資源班」會安排學習策略訓練。

ＡＤＨＤ學生除接受學校教育服務以外，「教育部特殊教育工作小組」也補助全國大學「特殊教育中心」設立諮詢專線（詳見附錄），解決教師與家長教育這群學生遇到的困境。

另外，也可尋求醫療體系協助，如藥物治療、心理治療等。此外，國內也成立「社團法人台灣赤子心過動症協會」、「高雄市注意力缺陷過動症協會」等，提供許多家長教養子女的寶貴資源。

## 包容非縱容 引導孩子發揮潛能

根據本人過去輔導此類學生經驗，ＡＤＨＤ學生由於特殊的生理特質影響，無法專注、持續力不佳導致他們的學習表現多半不理想，情緒衝動連帶地也會影響他們的人際關係。

但是如果可以藉由教育的協助及藥物輔助治療，改善其症狀，過動兒同樣地也可以和一般孩童一樣表現傑出。

## ADHD鑑定流程

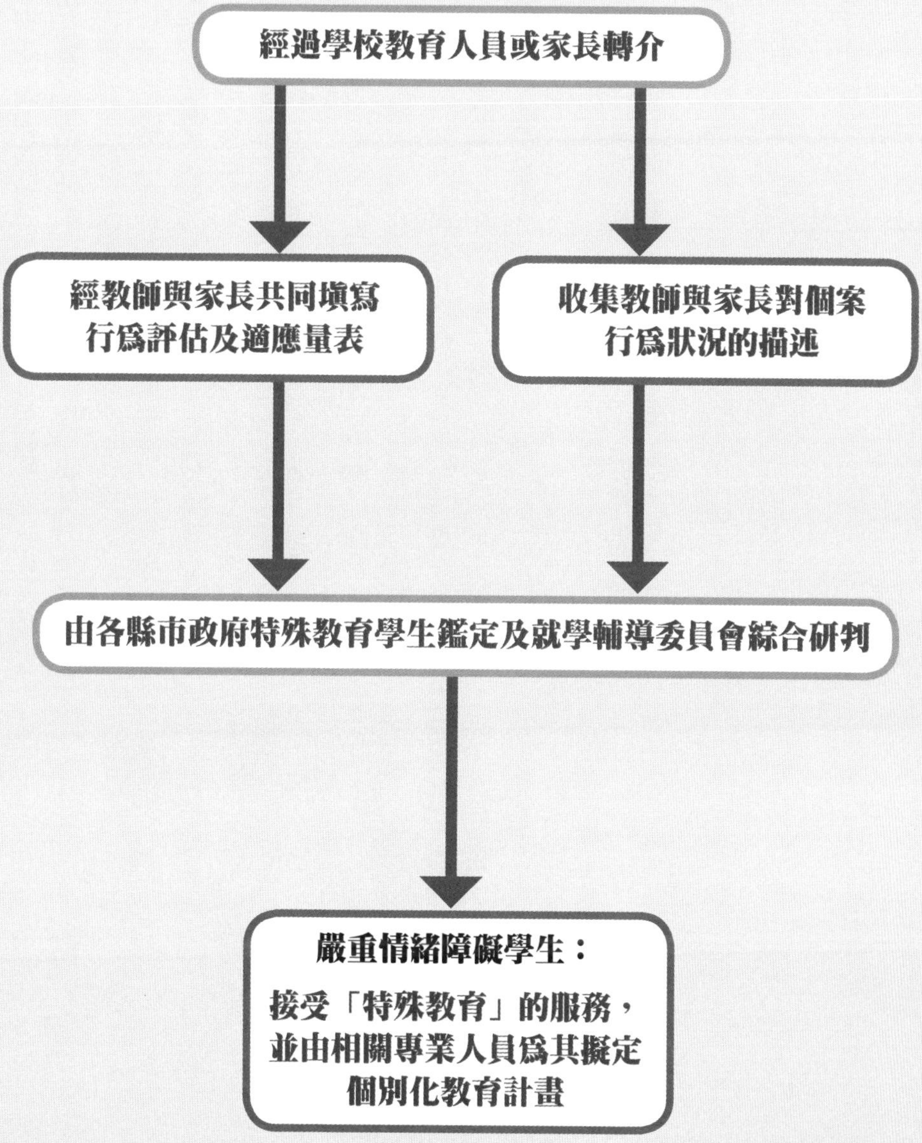
經過學校教育人員或家長轉介
經教師與家長共同填寫行為評估及適應量表
收集教師與家長對個案行為狀況的描述
由各縣市政府特殊教育學生鑑定及就學輔導委員會綜合研判
嚴重情緒障礙學生：
接受「特殊教育」的服務，並由相關專業人員為其擬定個別化教育計畫目前國內親師輔導的重點即在於發現學生是否屬於ＡＤＨＤ？並了解他們出現問題並非故意作對，而是他們常在聽得到與做得到之間有一段距離，雖然幾分鐘之前已經提醒過他們，但過一會兒他們又出狀況。

故親師教導時應調整心態，要多包容、少責罵，但非縱容，而是應採取適當明確規範，改善其不當行為，並教導其控制情緒方法，使其能夠理性平和面對事物。此外，也要隨時留意學生的優勢能力，適時引導以利發揮其潛能。

在教師與家長常為教導這群孩子而傷透腦筋之際，本書的出版，將有助教師與家長對ＡＤＨＤ症狀及協助方法有所認識，相信在教師、家長與醫療體系合作下，能讓每位ＡＤＨＤ學生重拾自信，使其在學校學習與家庭生活的適應更佳。

（高師大特教系教授兼特教中心主任◎蔡明富）

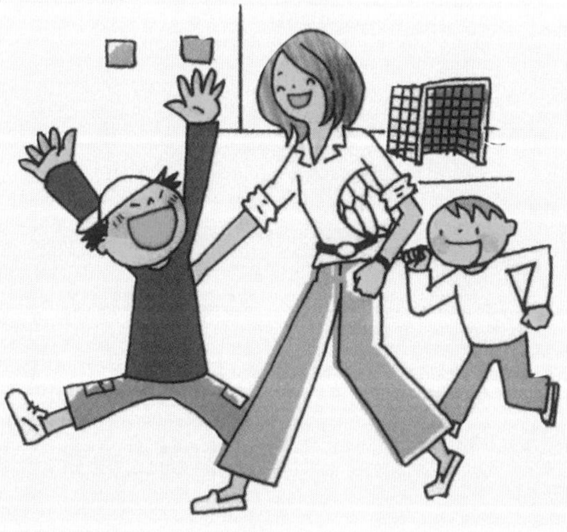

# 作者序

## 認識、妥善處理孩子的問題

我在東京都立梅丘醫院（兒童精神科專門醫院）執業期間，經常可以接觸到父母帶著孩子來求診。我將他們的求診原因收集分析後發現，最多的是「靜不下來」，其次是「亢奮、衝動」，而這些行為表現正是本書要解說的「ADHD（Attention Deficit／Hyperactivity Disorder，注意力缺失過動症）」的症狀，相信許多父母或老師都因為孩子有這樣的困擾而煩惱不安。

近幾年來，注意力缺失過動症（ADHD），這個名辭漸漸廣為人知，電視及報章雜誌也經常報導許多孩子會在課堂上動個不停，也使得越來越多的父母開始注意到自己的孩子是否也有這種「靜不下來」的毛病。

拜這些報導所賜，大人們對孩子這方面的觀察確實要比過去敏銳，在此我也要呼籲，一定要注意傾聽孩子所發出的「訊息」。但也不要無來由地感到不安，認為比較好動的孩子就一定是注意力缺失過動症。事實上，即使診斷出孩子確實有注意力缺失過動症，其所出現的障礙也不會持續加重，只要採取適當的措施，症狀是會慢慢減輕的。

希望有不安感的父母先看看本書，了解一下注意力缺失過動症。當您對症狀及治療方法有正確的認識，自然就會知道該如何妥善處理。此外，希望深受注意力缺失過動症兒童異常行為所苦的學校老師也來讀讀這本書。只要親師雙方共同努力，為孩子營造出一個可以安心學習成長的環境，症狀一定會漸漸改善的。

最後，祈願這本書能讓孩子脫離困境，並對消除父母及老師的煩惱有所助益。

## 理解力測驗

# 孩子真的不專心嗎？

孩子走來走去坐不住，

是真的不專心？還是有ＡＤＨＤ？

來測驗一下您對ＡＤＨＤ的了解吧？

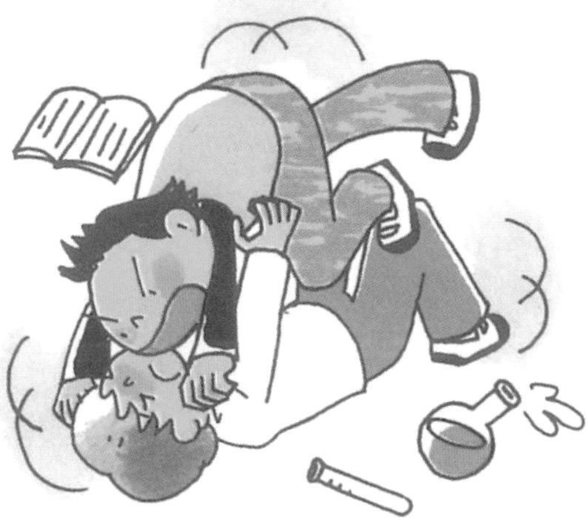

# Q 您對注意力缺失過動症（ADHD）了解多少？

**A：孩子上課時總是走來走去坐不住，是因爲有注意力缺失過動症（以下稱ADHD）嗎？檢驗一下您對ADHD的了解程度吧！**

**請以「O」或「X」回答下列問題。**

**Q1**

孩子靜不下來是因為大人的教養方式不正確？

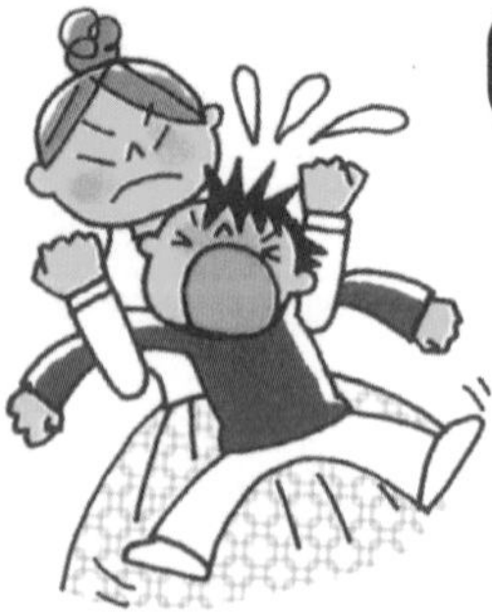

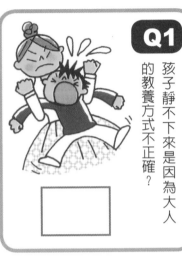

**Q2**

ADHD一定要上醫院用藥物治療嗎？

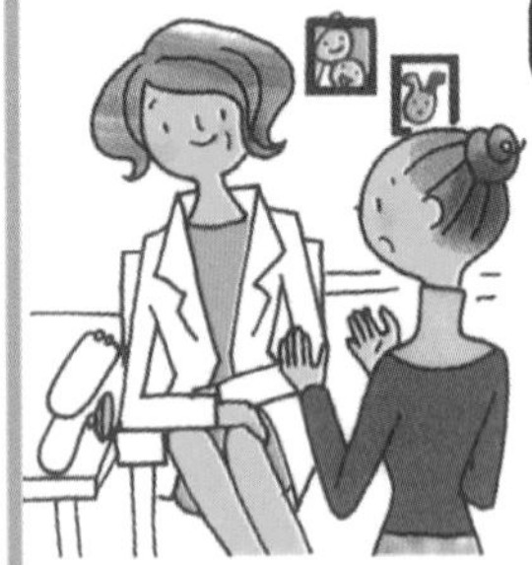

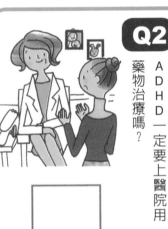

**Q3**

學習有困難就是因為ADHD造成？

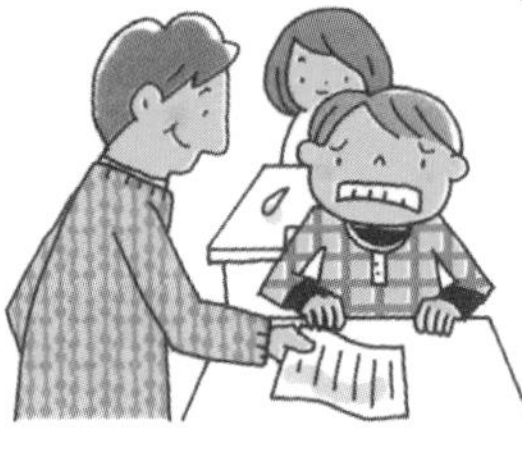

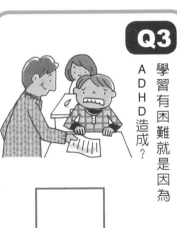

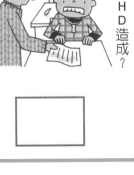

**Q4**

安靜沉穩的孩子就不可能有ADHD？

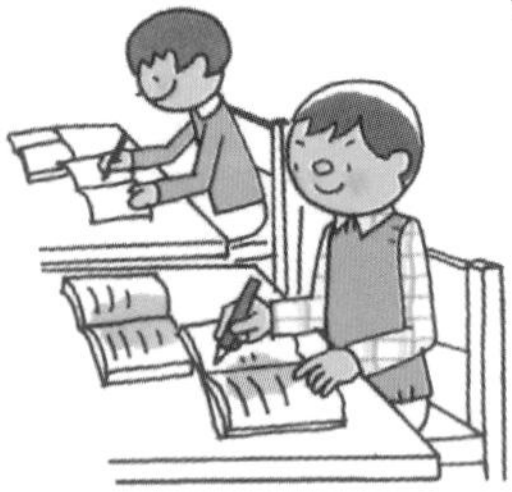

**Q5**

過動兒從出生起就會動個不停？

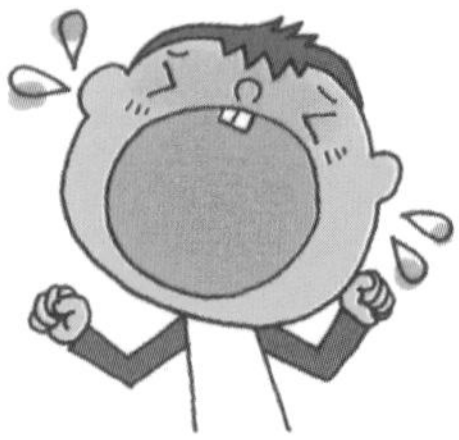

**Q6**

吃藥可以改善ADHD症狀？

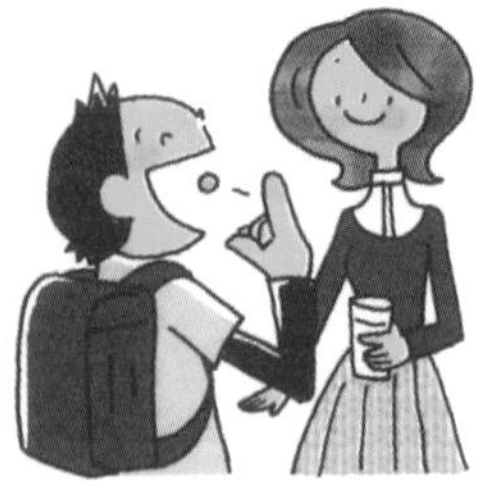

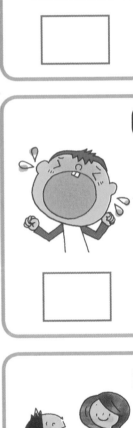

**Q7**

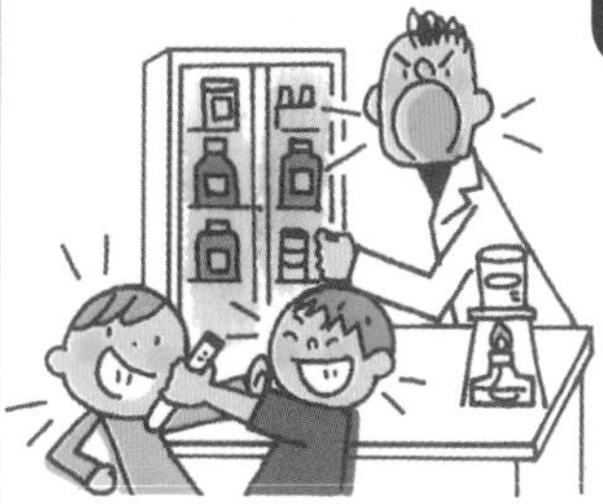

管教ADHD孩子時，要盡量大聲且語氣強烈？

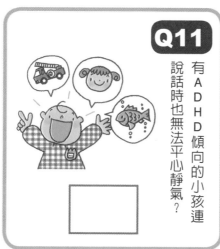

**Q8**

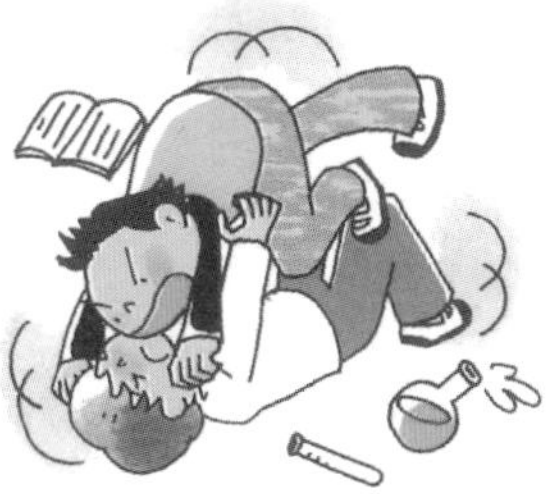

為了避免手足爭吵打架，最好盡量把孩子分開，區隔在不同空間？

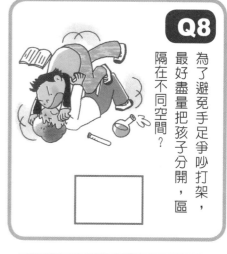

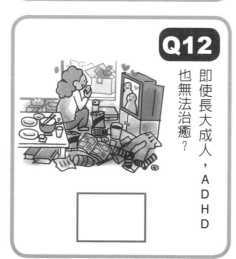

**Q9**

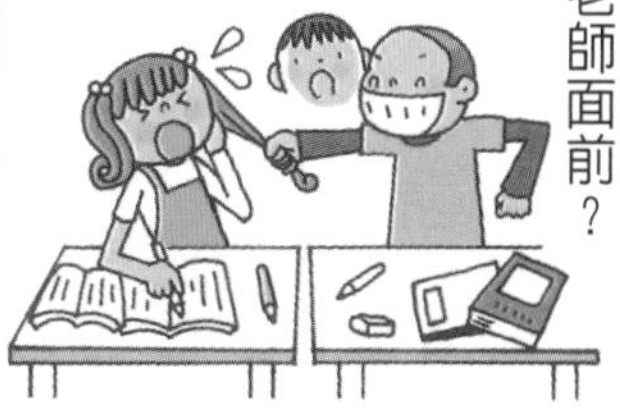

為了降低課堂上的困擾，最好把孩子的座位安置在老師面前？

**Q10**

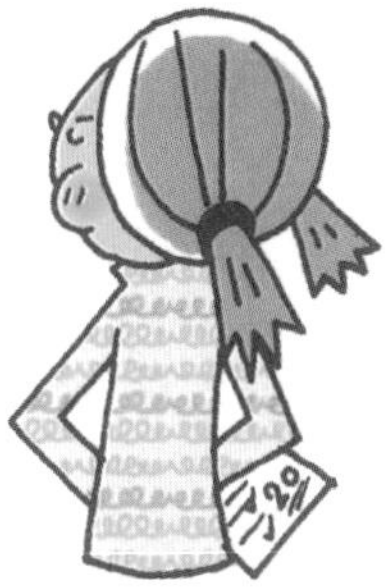

孩子不喜歡與人互動是因為個性古怪？

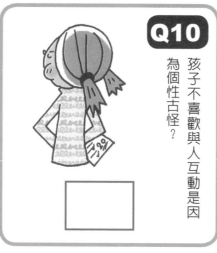

**Q11**

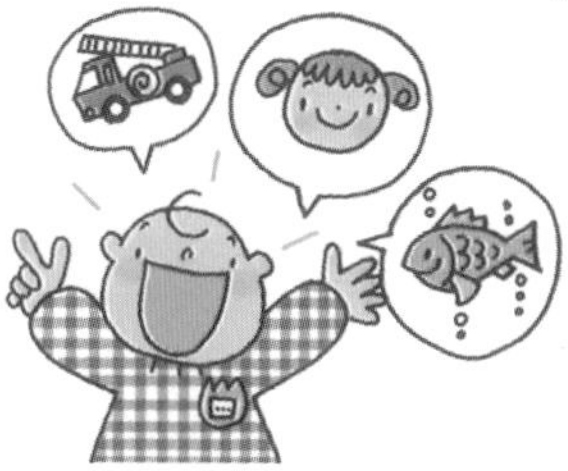

有ADHD傾向的小孩連說話時也無法平心靜氣？

**Q12**

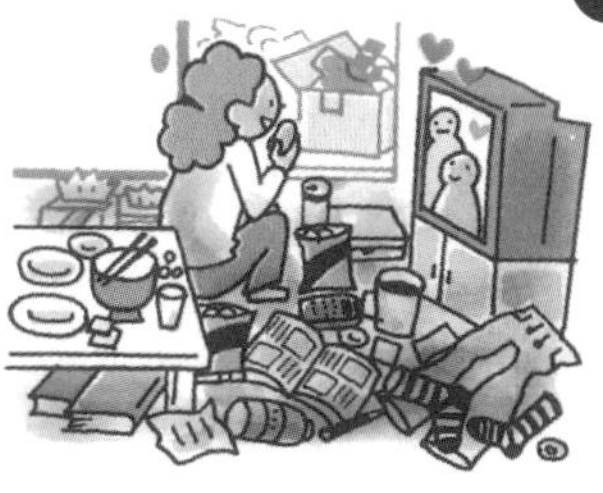

即使長大成人，ADHD也無法治癒？

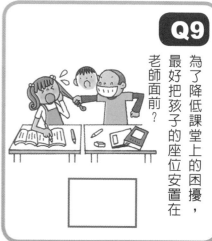

←解答與說明請見下一頁

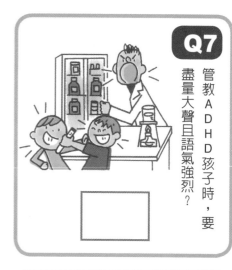

# 解答與說明

**A1** X

ＡＤＨＤ的成因是因爲腦功能不全，而不是教養方式出了問題。雖然生活環境有所影響，但父母無須把責任全歸咎到自己身上。（→P48）

**A2** X

雖然醫生開了藥，但不能只吃藥了事，更重要的是要改變孩子在家庭與學校的生活習慣。（→P72）

**A3** X

不能全然斷定是因爲ＡＤＨＤ，有時合併症也會引起學習困難。另外，也有可能是以上二者同時存在的緣故。（→P34、P54）

**A4** O

ＡＤＨＤ的外顯症狀有許多類型，其中較常見的有缺乏注意力、四處遊走、大聲吵鬧等。（→P50）

**A5** O

這個現象因人而異，大多數從1歲左右開始就有好動傾向，而且喜歡到處走個不停，使得大人的視線一刻也無法離開。（→P60）

**A6** O

服用刺激中樞神經的藥物，如利他能（Ritalin），確實可以改善情緒不平穩和注意力不集中的問題，但是也要試著建立良好習慣，才能達到效果。（→P74）

**A7** X

不要大聲怒罵或嚴格指責孩子，應以柔和平穩的語氣與孩子溝通。（→P88）

**A8** X

對有ＡＤＨＤ的孩子來說，與家人之間的互動是培養人際關係的良好機會，所以最好營造出可以讓手足一同玩耍、作息的生活環境。（→P92）

**A9** O

如果座位是在教室的最後方，可以看到所有同學的一舉一動，更容易因此而分心，所以最好是坐在前方靠近老師的位置。（→P96）

**A10** X

這與個性沒有絕對關係，而是因爲他們不知如何與人互動，因此在團體生活中經常會感到不安和恐懼。（→P36）

**A11** O

ＡＤＨＤ的症狀中，除喜歡四處遊走、情緒容易波動外，在語言方面也會表現出異常，如常常說話前後不連貫，或是自顧自地說話。（→P40）

**A12** X

ＡＤＨＤ並不會越來越嚴重，只要接受適當的治療，症狀會慢慢減輕，求學和工作都不成問題。（→P62）

# 第一章

# 孩子有注意力缺失過動症，家長應立刻進行的事

**「總是靜不下來的小孩，**

**很可能是患有ＡＤＨＤ方面的疾病。」**

您經常可在電視或報紙上看到這樣的報導吧！

孩子總是動個不停，經常與人打架，

真令人擔憂他是否患了ＡＤＨＤ。

此時，該怎麼做才好呢？

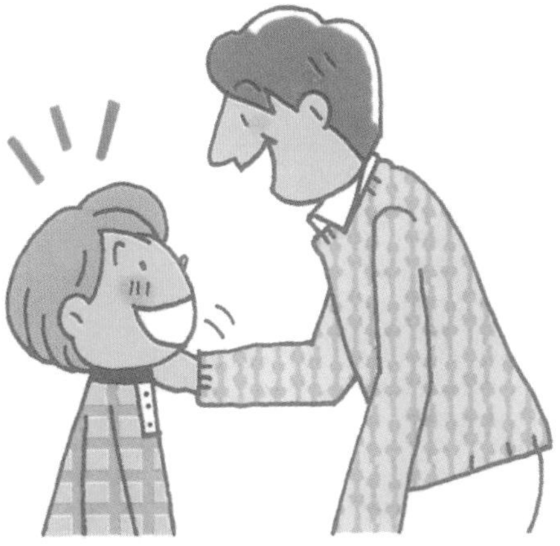

# 我的孩子有注意力缺失過動症（簡稱ADHD）？

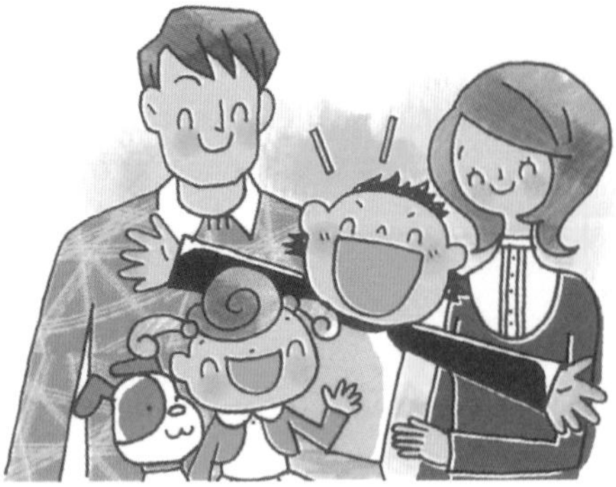

**1**

我們是一個四口之家，除了先生和我，還有一個讀小學的兒子和一個上幼稚園的女兒。哥哥十分調皮搗蛋，妹妹則乖巧有禮，個性完全不同。

**2**

兒子動不動就和人打架，真令人煩憂。我想或許男孩子就是這樣，有點無奈，但還是希望他能多忍耐。

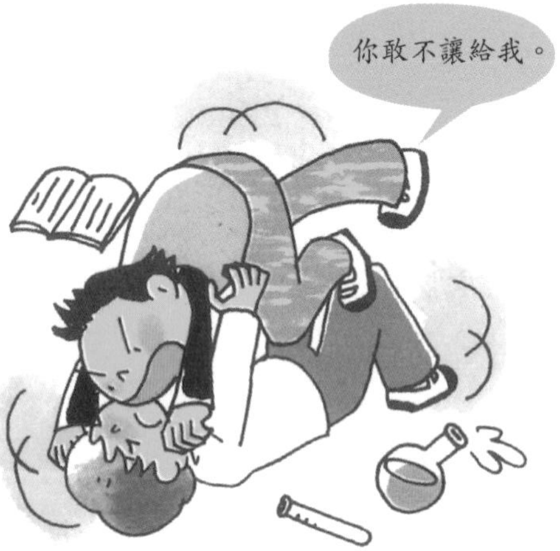


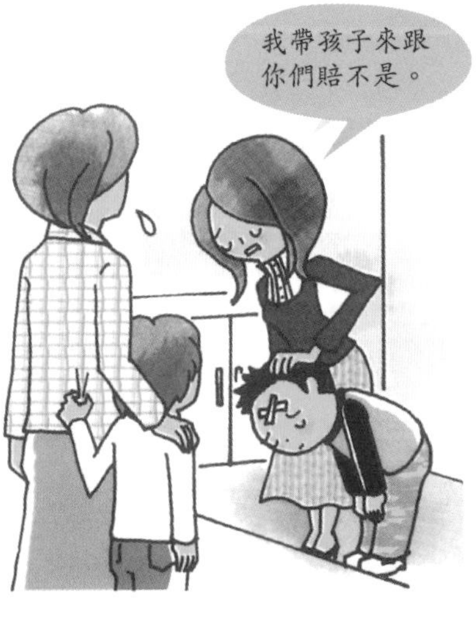


**3**

每次兒子跟同學打了架，我都要帶著他登門道歉。因為每週都會發生這樣的事，我幾乎無顏面對同學的家長了。

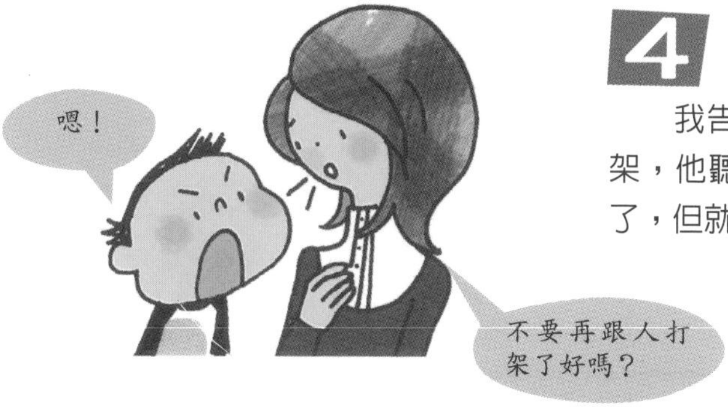


## 4

我告訴孩子不可以和別人打架，他聽進去了，也知道自己錯了，但就是沒法改正。

## 5

已經一講再講，還是動不動就把文具、玩具弄壞。不知道是不是我們對他太寬容了，難道這樣的教養方式是不對的？天啊！真不知道怎麼辦才好。

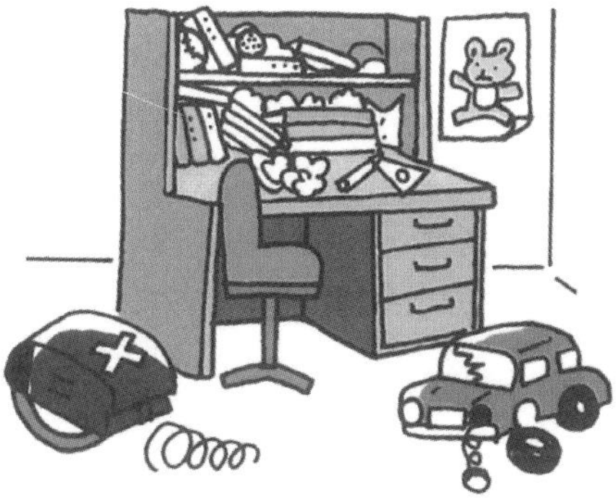

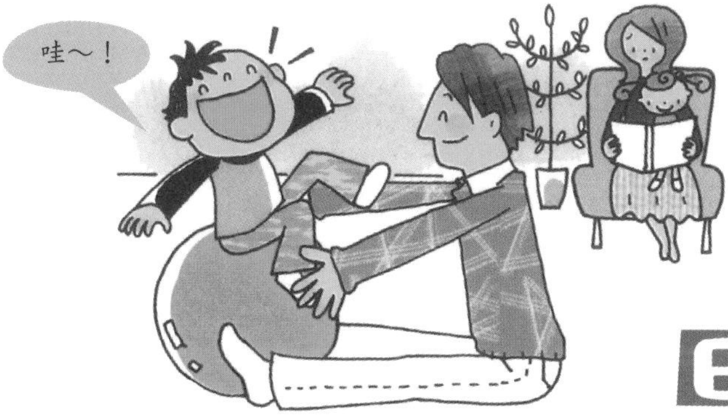


## 6

我不禁懷疑孩子是不是有心理方面的疾病。最近經常聽到什麼ＡＤＨＤ啦，自閉症啦……，孩子真的有問題嗎？

**事實與迷思**

您多多少少聽過，孩子總是靜不下來可能是有心理方面的疾病。但是，一定非上醫院不可嗎？

不可不知①

# ADHD真的是心理疾病嗎？

「ADHD」這個名詞您應該不陌生吧！好動、靜不下來的孩子，真的是有心理上的疾病嗎？

## ADHD是一種發展障礙

心理上的疾病有許多種，例如，「心理疾病」、「發展障礙」、「身心障礙」等。在還沒有通盤了解之前，光聽到這些名詞就會令人感到不安。以下提出相關解說，供您參考。

### 發展障礙

由於不明的原因，孩子的身體發展及精神發展都落後他的實際年齡。由於障礙會持續一生，對生活造成困擾，所以他們非常需要周遭人的關懷與支持。

### 輕度發展障礙

發展障礙中，有一種是輕微的認知障礙，只要給予適當的對應，是有可能改善的。像是：

- ADHD
- 自閉症

### 心理困擾

心理疾病和發展障礙是無法用「生病」或「健康」來畫分的。即使是沒有生病，生活中仍然會出現許多問題。本書將這樣的狀態以「心理困擾」來描述。

### 身心症

因疾病或障礙所引起的身心方面異常現象。例如，發熱、腹痛、喘氣等。

至於因壓力或不安引起的身體異常，則稱為「身心症」。

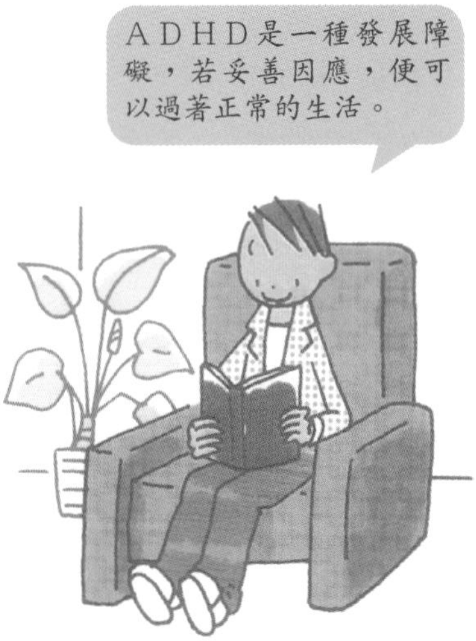
ADHD是一種發展障礙，若妥善因應，便可以過著正常的生活。

### 精神疾病

由於學業和工作產生的壓力，以及人際關係上出現了問題，使得精神上有強烈的不安感和恐懼感，進而對生活造成障礙的一種狀態。像是：

- 憂鬱症
- 恐慌症

## 不是「心理疾病」是「發展障礙」

每個小孩多少有一點好動的傾向，但是如果怎麼也無法集中注意力，而且不停地替周圍的人製造麻煩，那麼就要懷疑他是否有ＡＤＨＤ了。

ＡＤＨＤ是腦功能不全所引起的發展障礙之一，中文稱作「注意力缺失過動症」，這種疾病並不是家人的關愛不足或環境使然。它有三個主要表徵：缺乏注意力、過動、衝動；症狀因人而異，較常見的是注意力不集中和明顯的過動傾向。

## 被廣為所知是最近的事

ＡＤＨＤ這個名詞漸漸為大眾所知，是因為有報導指出，「容易分心」已成為孩子學習上的一大困擾。

可能是因為相關的報導屢見於媒體，所以因「動個不停、靜不下來」而被父母帶來看診的孩子一年比一年多。

## 障礙的3個特徵

ＡＤＨＤ有三個特徵，如果符合這些特徵，應可推測可能患有ＡＤＨＤ。但最好請專業醫師診斷。

### ＡＤＨＤ（註1）

Attention-Deficit/Hyperactivity Disorderk的縮寫，即「注意力缺失過動症」。由於患者總是靜不下來，加以行爲衝動，所以很容易替生活帶來困擾。

**衝動**

對任何事總是還沒想清楚就展開行動；無法耐心等待或依照順序做某些事情；一看到新奇的東西就立刻伸手去抓。

**注意力不足**

對細小的事完全缺乏注意力，也無法持續集中力；不喜歡按部就班、依照順序學習，只熱中於自己感興趣的部分。

**過動**

在規定一定要安靜的場合，還是會不停地扭動身體，自言自語；坐不住，喜歡走來走去。

**註1**

ＡＤＨＤ乃依據美國「精神疾病診斷與統計手冊」基準DSM-IV。世界衛生組織（WHO）的診斷基準ICD-10稱為「過動性障礙（Hyperkinetic Disorder簡稱HD）」。

不可不知②

# 孩子非得上醫院不可嗎？

**「馬上就醫！」是有的父母會立刻採取的行動，但請稍安勿躁。首先，請冷靜地分析孩子的狀態。**

## 不見得非上醫院不可

如果可以很明顯地看出孩子就是靜不下來，行為也十分衝動，那麼尋找專業的醫師諮詢是有必要的。家有ADHD孩子的父母最好不要暗自煩惱，這樣並沒有幫助。

事實上，這種發展障礙並不是什麼十萬火急的病，千萬不要陷入緊張不安。請您先冷靜地分析孩子所面臨的困境，嘗試改變互動方式和生活環境。

ADHD的症狀會依人際關係和生活環境的不同，而變得更為嚴重或是漸漸減輕。

有案例顯示，即使不立刻接受醫學治療，只是試著改變互動方式和生活環境，孩子的症狀也有機會漸漸減輕。

### 因環境變化而改善症狀

有ADHD的小孩無法以「生病」或「健康」來界定。障礙的程度、輕重不同，有的必須接受治療，有的則只要改變教養方式和生活環境即可獲得相當的改善。

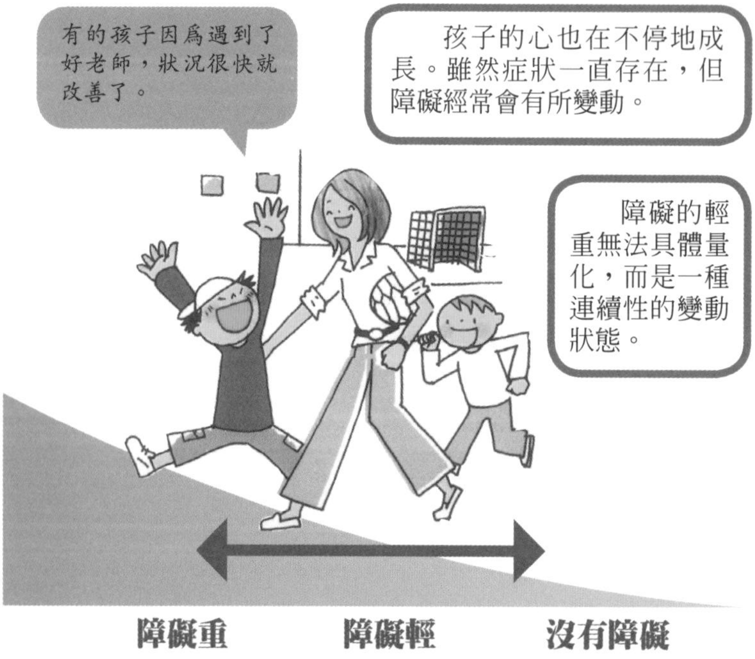
有的孩子因爲遇到了好老師，狀況很快就改善了。
孩子的心也在不停地成長。雖然症狀一直存在，但障礙經常會有所變動。
障礙的輕重無法具體量化，而是一種連續性的變動狀態。
障礙重
障礙輕
沒有障礙

## 如果困擾一直持續，最好前去就診

如果孩子躁動不安的狀況完全沒有停止的跡象，在幼稚園或學校裡經常惹麻煩，那麼首先要做的便是改變他所處的環境。如果半年內還是無法改善，就需要找專業醫師診治了。

許多案例顯示，當父母好不容易下定決心準備帶孩子求診時，就會開始猶豫不決。

擔心一旦孩子被診斷出有ＡＤＨＤ，潛藏在心裡的那種「到底該從哪裡治療起？」的不安就會湧上心頭，甚至會想要退縮。

確定孩子到底是不是ＡＤＨＤ，是接受診斷的意義所在。如果答案是「有」，接下來最重要的就是認識ＡＤＨＤ，並為孩子營造出可以幫助他健全成長的環境。

### 兒童求診原因

兒童因心理困擾到醫院求診的人數每年都在增加。原因最多是「靜不下來」、「亢奮、衝動」和「語言發展遲緩」等。其中主訴「靜不下來」的兒童，診斷後有半數確認為ＡＤＨＤ。

### ■求診者的主要症狀

（統計來源：東京都立梅丘醫院2001年新患者）

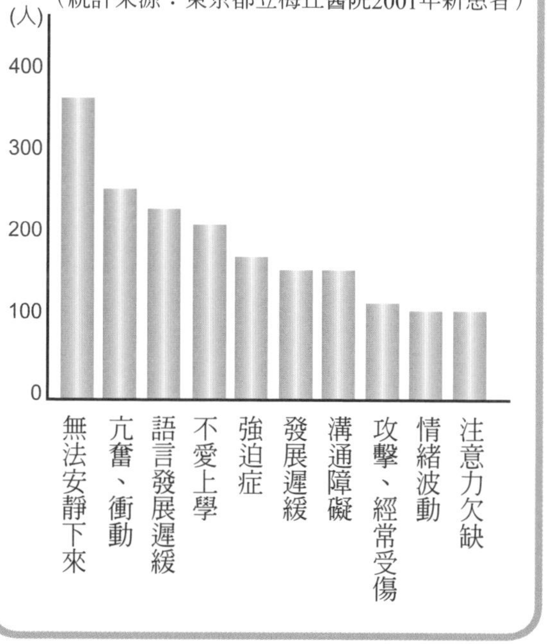


### 當老師建議孩子看醫生時

對父母來說，因孩子在幼稚園或學校裡常常惹麻煩，而被指責「你到底是怎麼教孩子的？」是最難以承受的。

在這種情況下，無論是大發雷霆怒罵孩子，或是與幼稚園、學校採取對立的態度都是十分不明智的。

這時最好的做法是，先冷靜下來分析孩子為什麼會有這方面的問題，然後努力與幼稚園、學校共同協助改善。

如果在與老師交換意見的過程中，對方建議您帶孩子去看醫生，不妨先詢問有關醫療機構的訊息。

### ADHD在台灣

在台灣主訴「注意力欠缺」的比例較高。

# 告知孩子及他周遭的人

患有ＡＤＨＤ的孩子經常會因爲行爲衝動而遭排擠，並因此而感到惱怒。爲了改善這樣的狀況，一方面父母對此要有所理解，並且積極尋求周遭人的協助，建議不妨對孩子以及他周遭的人做最低限度的告知。

## 孩子期待能被他人接受

有ＡＤＨＤ症狀的孩子因為總是四處遊走、動個不停，會讓人以為非常自我、任性，並且因此而受到責難，久而久之，會變得失去自信心，覺得壓力很大，形成精神上的不安定感。

**突發性的舉動**

有時會在課堂上突然大聲說話，或是和同伴打架，而引起反感。

**喪失自信、感到壓力**

開始對說話這件事失去信心，拿自己與他人比較時會有壓力，使症狀變得更嚴重。

如果周遭人不能理解，會使問題更惡化。

**受到責罵**

因爲老是惹麻煩而受到責罵，開始對自己的表現以及說話產生否定感。

**讓周遭的人理解**

如果可以讓周遭的人理解孩子爲什麼會突然大聲說話或暴怒，並體諒他的情緒，會使他的精神較爲安定。

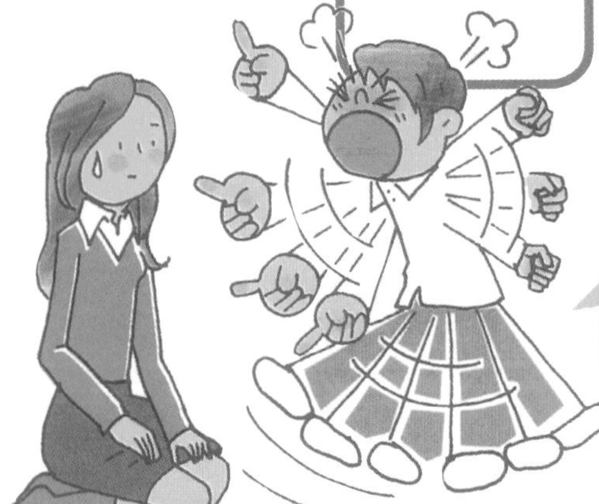

不要不分青紅皂白地責罵孩子，而要耐心傾聽他想表達的事。

## 孩子覺得自己很糟糕

有ADHD的孩子常會被貼上「自我、任性」的標籤。由於經常被指責，他們往往會覺得自己很糟糕；家長和老師要理解孩子這樣的心境，並幫助他紓解這方面的困擾。

至於要不要告訴孩子診斷的確切病名，可依據他的年齡、理解力、性格來決定。每個孩子在知道自己的問題後會有不同反應，有的孩子是鬆了一口氣，有的則會情緒低落。

## 被周遭的人誤解

ADHD的孩子很容易遭到幼稚園和學校老師與同學的誤解。由於他們很難順利地進行團體活動，所以經常被當作問題兒童看待，同伴也一個一個疏遠了。

如果父母、老師、保育員、同伴們能對ADHD多一點理解並通力合作，對孩子來說是非常重要且有用的。

### 首先要先消除大人的誤解

為什麼孩子會不斷製造麻煩？針對這一點，家長最好向周遭的人說明，讓大家都能理解。如果家長與老師的立場不同，甚至互相指責，會帶給孩子更大的痛苦。

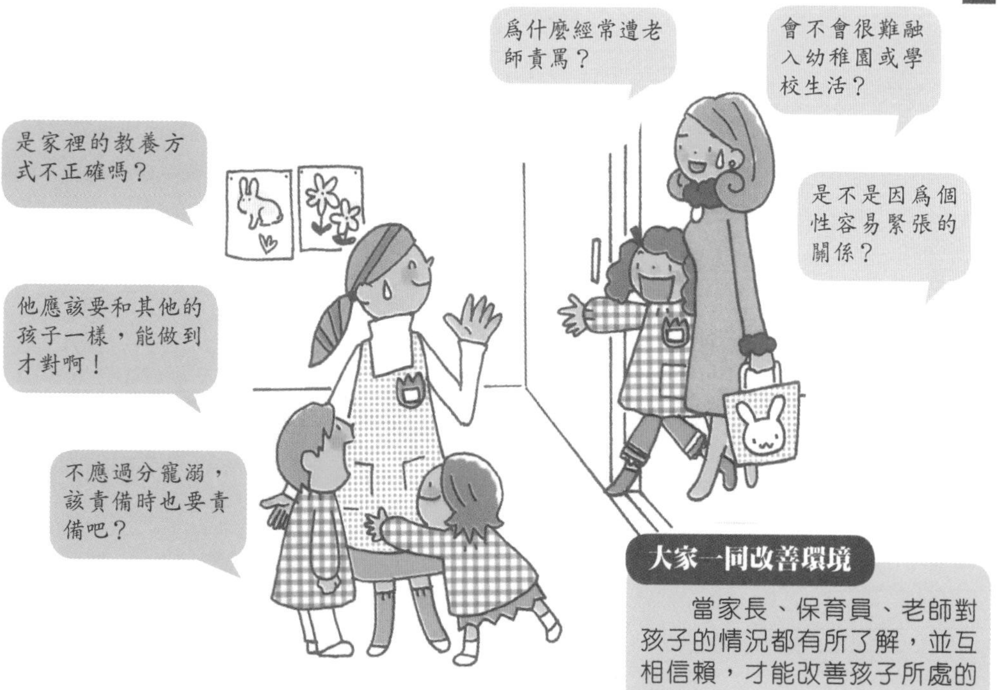
爲什麼經常遭老師責罵？
會不會很難融入幼稚園或學校生活？
是家裡的教養方式不正確嗎？
是不是因爲個性容易緊張的關係？
他應該要和其他的孩子一樣，能做到才對啊！
不應過分寵溺，該責備時也要責備吧？

**大家一同改善環境**

當家長、保育員、老師對孩子的情況都有所了解，並互相信賴，才能改善孩子所處的環境。

改變①

# 改變思考模式，往好的方面想

ADHD並非一個令人完全束手無策的障礙，家長、老師如果能改變自己的想法和心境，就可以看到孩子好的一面。

## 改變想法

當懷疑孩子可能有發展障礙時，父母多少都會產生悲觀的想法，精神上的壓力也會變得很大。如果可以換個角度看問題，狀況其實並沒有那麼糟。

- **無法進行團體活動**
- **無法忍耐**
- **暴躁**
- **靜不下來**
- **聲音很大**
- **缺乏注意力**

←

雖然都是些不好的行為，但不妨換個方式正面思考。

- **擁有真正的自我**
- **很有精神**
- **會大聲打招呼很不錯呢！**
- **體力充沛**
- **性格率真**
- **對新事物好奇**

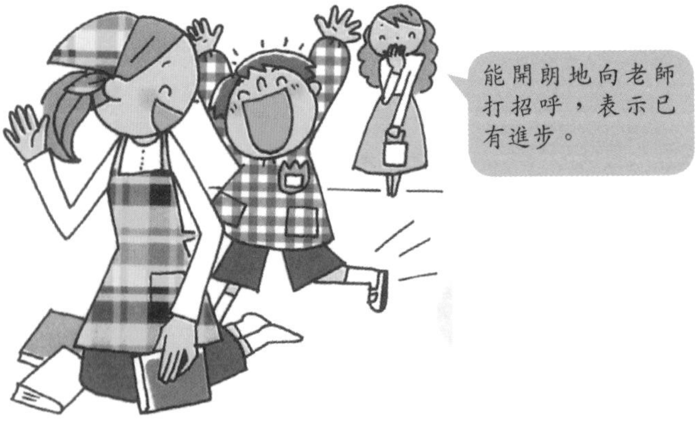

## 改變想法就從現在開始

對ADHD的孩子施以更加嚴格的管教或動不動就喝斥，是不可能使情況好轉的。經常責罵孩子不但會使他喪失自信心，還會在心理上造成不良的影響。

當您忍不住想要發脾氣時，不妨換個想法，或許就可以按捺住自己快要爆發的情緒。譬如，孩子躁動不安、吵鬧不休時，可以將他看做是精力充沛、活潑好動；孩子表現出衝動時，可以把他想成是反應靈敏。總之，凡事往好的方面想就對了。

## 不要只看孩子壞的一面

不止是對有ADHD的孩子，教養孩子最基本的就是要多鼓勵、多肯定。

當孩子有好的表現時要予以誇讚，如果有什麼地方不如人意，也要幫助孩子努力克服，替他加油打氣。這樣一來，他便能夠恢復自信心，慢慢地學會如何適應社會。

### 對壞的一面要有正確認知

只是往壞的方面鑽牛角尖固然不好，但也不宜過分樂觀輕忽。要正視孩子的障礙程度，摸索出最佳的對應方式。

X

因為不是什麼大不了的病，只要別太在意應該就沒關係。

O

雖然不算是一種疾病，但要掌握孩子的性格和特徵，找出適當的教養方式。

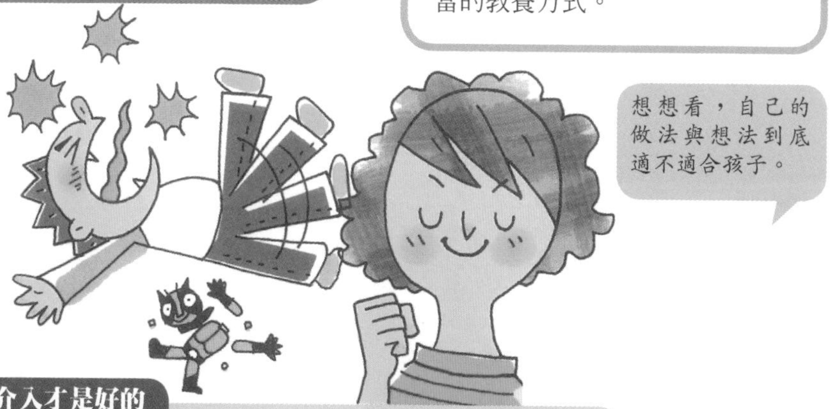


### 適當介入才是好的

漠視不管或介入太多都不必要，好壞兩方面必須同時兼顧，才能找出最適當的方式。

改變②

# 養成孩子運動和幫忙做家事的習慣

**如果孩子的症狀比較嚴重，經常會受到人際關係和生活環境的影響。您就必須檢視周遭是否有使ＡＤＨＤ更爲惡化的因素，並設法將它去除。**

## 要設法改掉會使症狀惡化的習慣

對ＡＤＨＤ的孩子來說，某些生活條件會對他不利，譬如過度保護，或是除了視覺以外沒有其他的感覺刺激。

如果只是讓孩子坐在電視機前，被動地接收外界訊息，沒有機會和別人說話、遊戲，而且什麼事情都由他人代勞，對ＡＤＨＤ的孩子是有害無益的，務必加以改善。

讓孩子經常活動，盡量找機會和別人對話，並且多多刺激身體的各項感覺，可以使腦功能漸趨成熟。研究顯示，訓練孩子同時做不同的協調運動，可使其增強注意力，並較能控制自己的情緒。

## 多讓孩子獨力完成工作

「發展障礙」顧名思義就是孩子的某些發展出現了障礙。如果可以營造一個能促進他成長的環境，障礙是會慢慢減輕的。請父母務必創造出能讓孩子建立信心的環境。

**可以增加的事**

- □ 說話
- □ 閱讀文字
- □ 幫忙做家事
- □ 多運動
- □ 和同伴交流

**可以減少的事**

- □ 看電視
- □ 打電腦
- □ 過度保護
- □ 接近危險的器具
- □ 易導致分心的事物

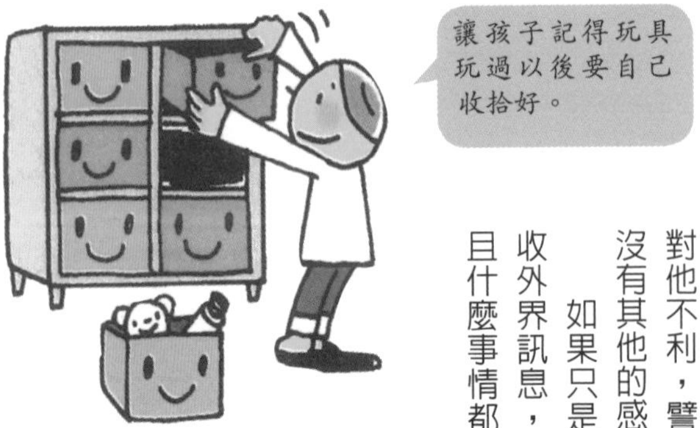

## ADHD孩子容易遭虐待？

ＡＤＨＤ的孩子對於一般性的生活規範常常無法立刻接受。例如，在必須要安靜坐定下來的場合，他會走來走去或大聲喧鬧。這時如果師長不知道孩子有這方面的障礙，對於孩子怎麼講都不聽的情況往往會氣急敗壞。

由於不了解真實的原因，老師在面臨這種狀況時多會大聲責罵，甚至體罰孩子。許多虐待兒童的個案顯示，很多都是因為大人不了解孩子有發展障礙所導致。

希望親師都能正確認識發展障礙，了解孩子也深受其苦，用更寬容的心對待他們。

●對教導方式失去信心

因為孩子反覆出現同樣的狀況，讓父母及老師對自己的教導方式和「愛的教育」漸漸失去信心。

●修正教養方式

當孩子怎麼講都不聽時，大人在忍無可忍之下常會大發雷霆，甚至出手懲罰，但請記住，孩子不是故意的，絕對不要這樣做。

### 設法讓孩子多與同儕互動

ＡＤＨＤ的孩子和同伴在一起時，常會吵鬧不休，搞得烏煙瘴氣。盡管如此，如果因此而減少與外界的接觸是很不好的，請父母及老師務必費心地給予適當的引導，安排孩子與人交流的機會。

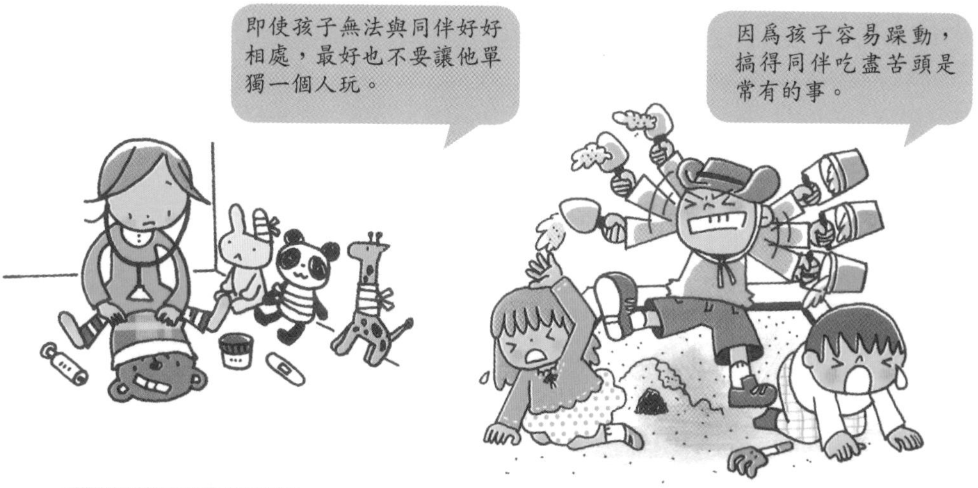
即使孩子無法與同伴好好相處，最好也不要讓他單獨一個人玩。
因為孩子容易躁動，搞得同伴吃盡苦頭是常有的事。

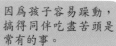

**讓孩子多與人接觸**

要設法帶孩子出入不同場合創造與人互動的機會；或許一開始很辛苦，但是為了將來好，這是十分必要的。

# 不喜歡上學也是ADHD造成的？

## 與同伴溝通困難才是主因

父母帶著孩子上醫院來求診，理由除了有「躁動不安」、「靜不下來」、「個性衝動」之外，最常聽到的就是「不愛上學」。很多人以為不愛上學也是ADHD所造成的。

孩子不愛上學的主要原因是，他們很難順利地和同伴互動溝通，也經常在學校裡惹麻煩，這使得他漸漸失去自信，所以變得不喜歡上學。

不愛上學並不是ADHD的症狀，只能說是ADHD引起的衍生問題。此外，家長要費心找出學校環境裡是否還有其他造成孩子不愛上學的原因。

## 原因不是只有一個，父母要更加注意

與ADHD相關的症狀中，不愛上學的可能原因還有「學習障礙」（簡稱LD），這是ADHD常見的合併症之一。由於無法順利地學習，孩子往往覺得學校不是一個適合他的地方。

另外，注意力不集中、自信心喪失，都是使孩子更不喜歡上學的原因。為了避免孩子拒絕校園生活，父母最好先幫孩子預習及複習功課，並鼓勵他說學校裡發生的事。

## 可尋求教育上的特別支援

但是光靠家庭的力量還是很有限，有時無論如何努力，還是無法達到很好的效果。

這時，不妨和保育的老師或學校的諮詢單位談談，看看是否可以利用資源班（請參照第102頁）的協助來解決；也就是說，除了接受一般教育外，同時接受特殊教育的支援。

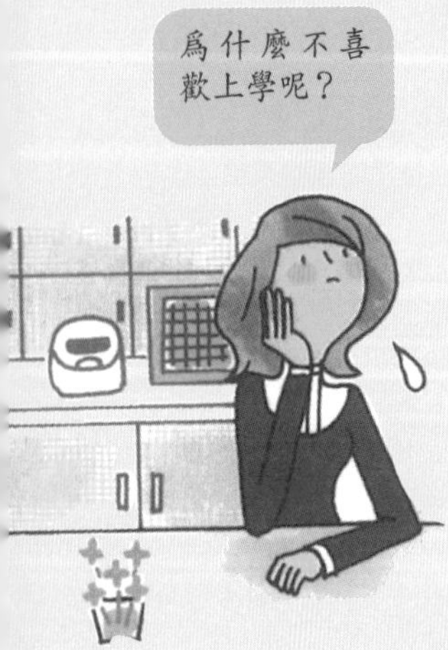

# 第二章

## 用心觀察孩子發出的訊號

即使孩子在課堂上走來走去，
任性地什麼都不聽，替大家帶來極大的困擾，
也不可以不分青紅皂白地責罵孩子。
事實上，孩子並非故意如此，他們本身也十分苦惱。
請家長及師長耐心傾聽孩子內心的「聲音」吧！

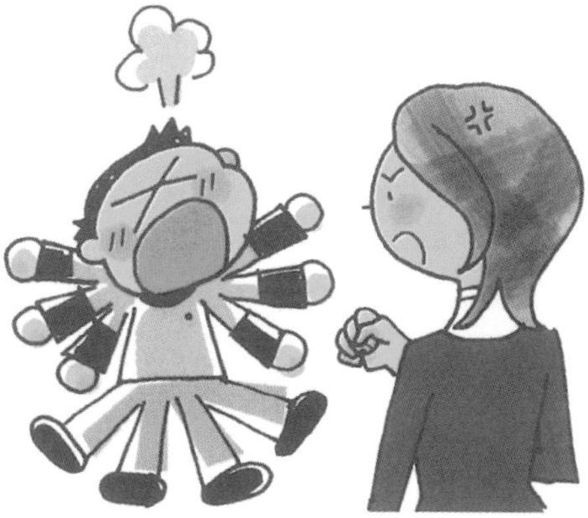

# 一上學就不停地惹麻煩

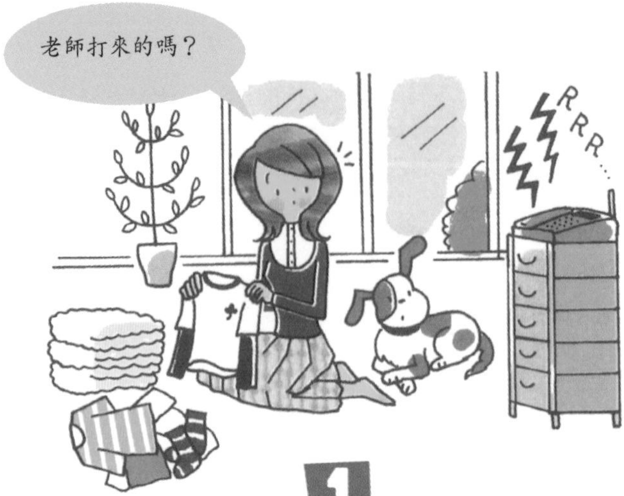


**1**

我參考了相關書籍，發現我的孩子似乎有ＡＤＨＤ的傾向。我真的很不想把這看成是一種病，所以私底下認為那只是暫時的，過一陣子就會改善。

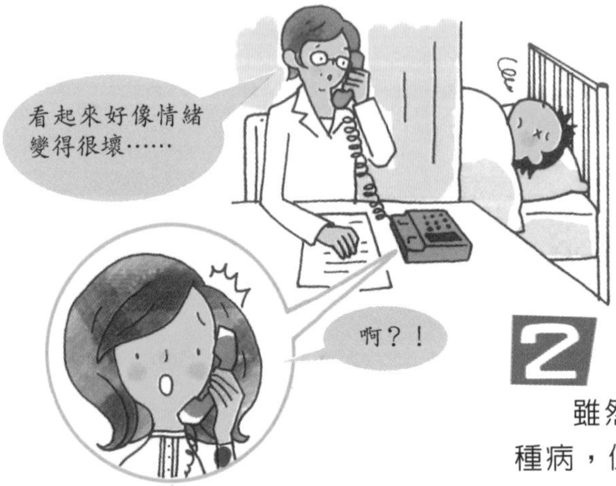

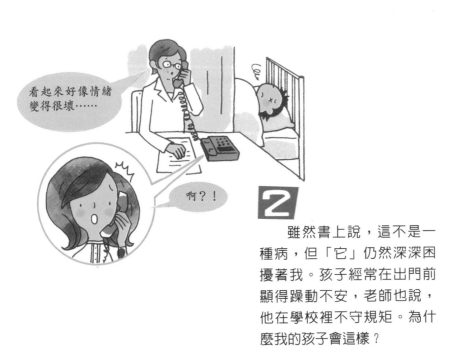

**2**

雖然書上說，這不是一種病，但「它」仍然深深困擾著我。孩子經常在出門前顯得躁動不安，老師也說，他在學校裡不守規矩。為什麼我的孩子會這樣？

## 3

特別是在學校裡，孩子經常有脫序的舉動，譬如，上課時突然站起來大聲吵鬧，或是走來走去。為此，我經常被老師叫到學校去。

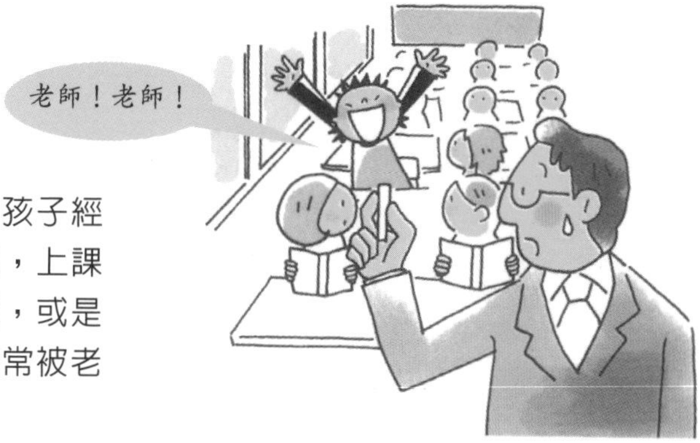




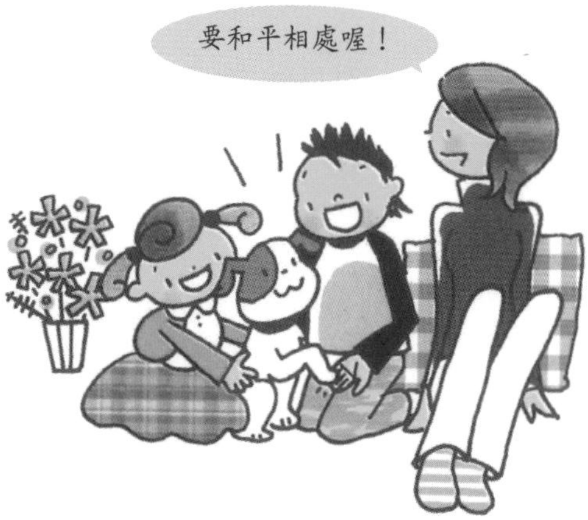


## 4

孩子在我的視線範圍內還不至於太離譜，但我也不可能整天盯著他。每當到學校上課、學習新的事物，或與同伴互動時，他經常會表現出強烈的不安。

## 5

我並不是想限制孩子的自由，但是不這樣做的話，實在無法避免他去做一些令人煩憂的事。我很想對ＡＤＨＤ有更多一點的了解。

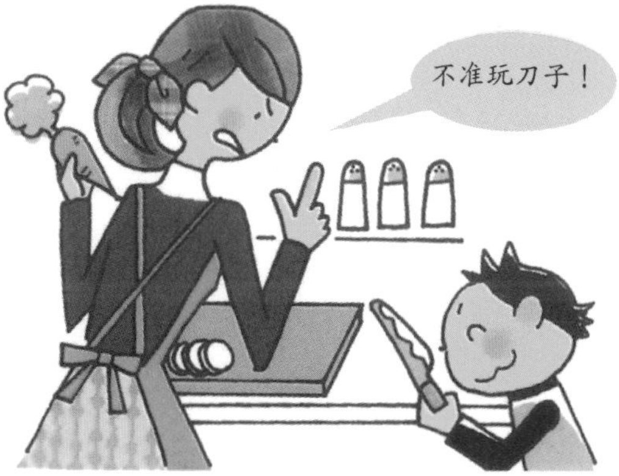


**到底ADHD有哪些症狀？**

師長、父母要費心觀察孩子的各種舉動，並找出最佳的對應方式。

訊號①

# 在課堂上無法安定下來

**ＡＤＨＤ的症狀中最爲人熟知的就是「躁動不安、靜不下來」。特別是常在課堂上，會經常替老師、同學製造麻煩。**

## 「過動」是最明顯的特徵

ＡＤＨＤ症狀中的躁動不安，並非時時都會出現，比較明顯的是，當孩子到了沒有去過的地方、不習慣的場所，或是刺激過多的環境時，才會突顯出「過動」的情況。

特別是孩子剛入小學，因上課行動受到限制時，就更容易產生困擾。例如，他們經常在課堂上隨意離開座位、四處遊走，並說出與授課內容無關的話。此外，即使是坐在椅子上，也不時地扭來扭去，改變姿勢。總之，就是沒法長時間地坐著不動。這種種症狀常令周圍的人十分困擾，但對孩子本身來說，他們自己也十分苦惱。

**訊號　無法安靜地坐在位子上**

年幼的孩子多半頑皮好動、吵鬧不休、比較缺乏忍耐力，但是如果一直動個不停，完全靜不下來，就可能有ＡＤＨＤ的傾向。

**檢核項目（註）**

- □ 上課時無故站起來四處走動
- □ 自顧自地說個不停
- □ 坐姿非常隨便
- □ 即使坐在位子上也手舞足蹈
- □ 一直干擾其他的同學
- □ 無法耐住性子等待

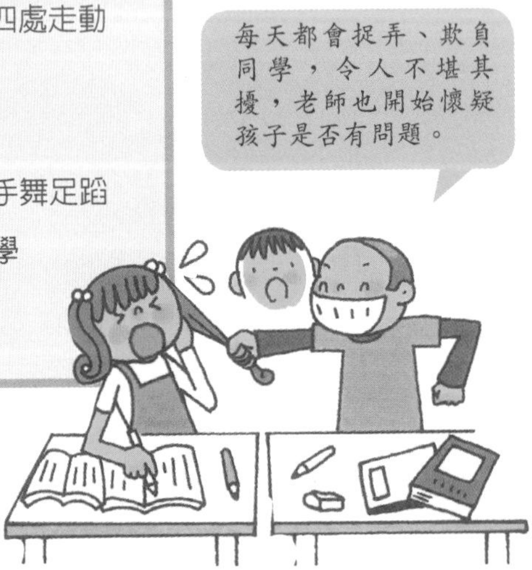
每天都會捉弄、欺負同學，令人不堪其擾，老師也開始懷疑孩子是否有問題。

註：觀察孩子在學校或幼稚園裡的情形，若有上列的特徵，就在方框裡作記號。如果記號過多，請以左頁的方式與孩子對應。

## 原因　過動、衝動

孩子靜不下來的行為特徵經常伴隨著過動和衝動。他們想要自我控制卻很難做到，雖然已經盡量克制，但仍然無法改善，事實上，他們自己也十分苦惱。

**過動**

正如字面上的意思——過分活動。這樣的孩子經常無法自我控制。其特徵有：

- 3歲：他愛到哪裡就到哪裡，完全不受控制。
- 5歲：走來走去的狀況減少了，但是要他好好坐下來還是很困難。
- 7歲：雖然可以坐著一段時間，但是身體還是動個不停

## 對應　以讚美增強孩子的自制力

紓解孩子過動的方法之一就是適時地讚美。師長越是注意孩子躁動不安的行為，孩子就會越緊張，反而無法平靜下來。孩子嚴重脫序時，師長的確該予以管束，但如果他比平日的表現有進步，也別忘了讚美與鼓勵。

X　當孩子動個不停時，要用強烈的語氣制止他：「不准再動來動去了，聽到沒？！」

O　當孩子情緒平穩時，用溫柔的語氣讚美他：「嗯！比平常更棒了！加油！」

設法將孩子好的一面激發出來。老師和家長要多多交流，讓孩子在學校和家裡可以得到一貫、持續的肯定。

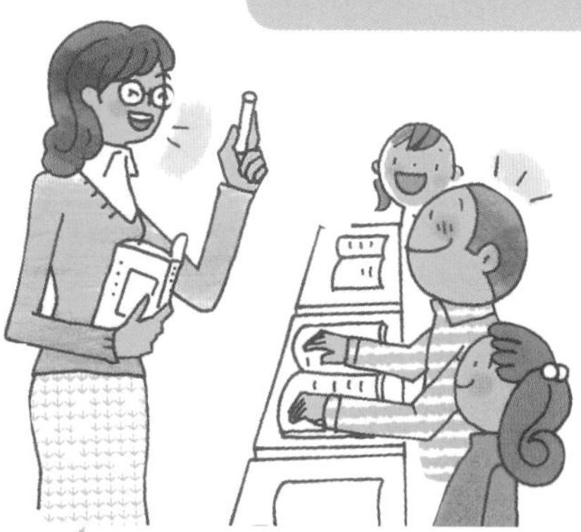

想疏導孩子的過動／衝動，讚美是最有效的方式。

訊號②

# 有些科目怎麼學就是學不會

ADHD的孩子中，有的就是無法學會學校的某些課程。當每個科目的成績都慘不忍睹時，家長及老師應設法找出是哪些原因造成的。

## 有些科目就是難以學會

很多孩子升上小學中年級以後，成績會開始一落千丈。造成成績落後的原因很多，但其中最常見的就是學習障礙（簡稱LD）。

其明顯的特徵是，對閱讀和計算都感到力不從心，怎麼學都學不會。當孩子對語句無法理解時，那麼幾乎所有的科目都會出現障礙；如果不會計算，則會對數學這門課感到特別吃力。可以勝任的和感到棘手的科目，成績差距頗大。

在學習的困擾方面，有注意力無法集中的情形，再加上自我評價低下，因此會對孩子產生負面影響。由於學習不順利，造成孩子的學習意願低落，進而形成惡性循環，使得孩子本身也深感苦惱。

## 訊號 拿手的和不拿手的科目成績落差極大

大部分的孩子都有拿手的和不拿手的科目，這不是什麼嚴重的問題。但如果某些科目出現了極端的落差，有可能是學習障礙，所以怎麼學都學不會，這些情況確實是會讓人感到憂心。

### 檢核項目（註）

- □ 對國語或數學完全束手無策
- □ 無法寫出較長的句子
- □ 經常無法正確讀出文字
- □ 記不住老師交待的事
- □ 對於沒有興趣的問題就拒絕回答
- □ 總是忘東忘西，連作業也忘記帶到學校

小學一年級還讀得很輕鬆，一升上四年級成績便一落千丈。

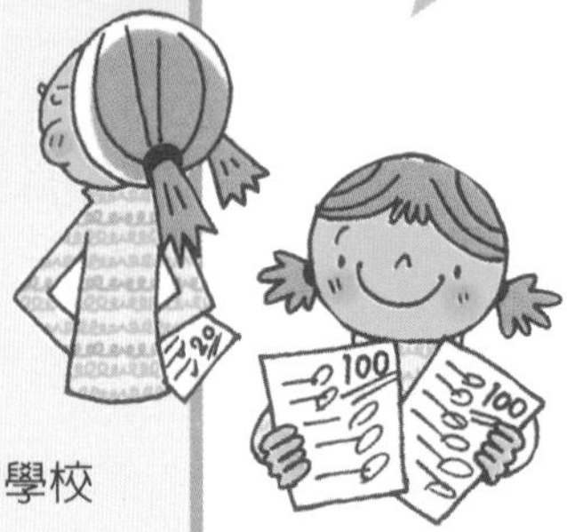


註：觀察孩子在學校或幼稚園裡的情形，若有上列的特徵，就在方框裡作記號。如果記號過多，請以左頁的方式與孩子對應。

## 原因　注意力不足與學習障礙有關

如果在學習方面有令人擔憂的地方，應試著找出是否與學習障礙有關。ＡＤＨＤ有許多合併性的障礙，例如，閱讀能力及計算能力低下，而隨著年級的升高，問題就會慢慢浮現出來。

### 注意力缺乏

ＡＤＨＤ的症狀之一就是缺乏注意力，這樣的孩子無法專注地學習，這是比學習障礙更大的問題。

### 學習障礙（LD）

不明原因的腦功能異常，會造成學習困難。由於身體上沒有出現其他問題，因此，常被誤認為不夠用功。

## 對應　改用圖形和顏色從基礎教起

即使孩子的學習力和注意力有問題，但如果父母、老師多花些心思運用圖形和顏色來教，一定可以提高孩子的閱讀能力和計算能力。雖然孩子的學習方式和別人不相同，也不須在意，將眼光放在延伸孩子的各項能力上吧！

Ｘ 不必一直拿孩子和別人比較，並且要求做到相同的事；反而要讓孩子懂得自我反省，並懂得自我要求；同時協助孩子找出優勢能力。

Ｏ 從最基本的開始教是最好的，譬如，如何使用各種用具、如何閱讀、如何計算等。

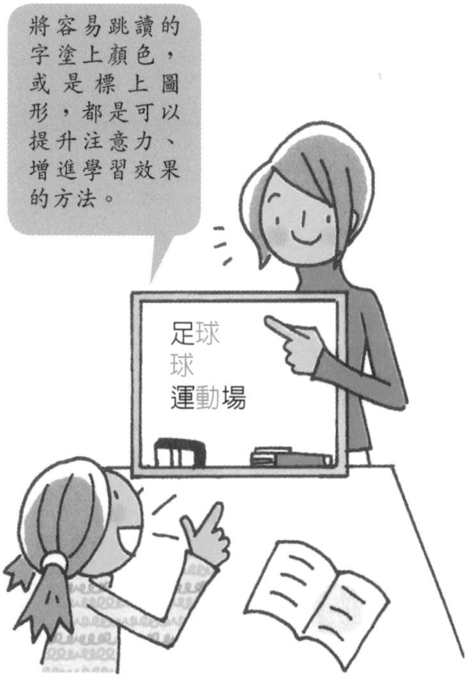
將容易跳讀的字塗上顏色，或是標上圖形，都是可以提升注意力、增進學習效果的方法。
足球
球
運動場

訊號③

# 無法和同伴一起玩

**到了懂得和同伴一起玩的年齡，卻無法順利地融入群體生活時，就有可能是出現了ＡＤＨＤ的其中一種症狀。**

## 被同伴排斥或孤立

一般來說，幼兒到了三歲就會開始和同伴一起玩，但是有ＡＤＨＤ的孩子經常會無法融入群體。

ＡＤＨＤ的孩子會將喜歡的東西或感興趣的事物，通通放進自己的夢境裡，寧可活在自己虛擬的世界中，也不想和周圍的孩子一起玩。

此外，由於不懂得控制自己衝動的性格，經常會搶奪他人的玩具或是做出一些粗暴性的舉動，使得同伴敬而遠之。

如果這樣的行為一直持續，孩子會被周圍的同學排斥或孤立，漸漸地產生出疏離感，讓他感到不安。

### 訊號 無法參與團體活動

每個孩子的性格不同，有的善於結交朋友，有的則是內向害羞。有的孩子因為個性使然，比較難和大家打成一片，那也不必勉強。但要注意的是，如果孩子總是過動到一刻也靜不下來，惹人反感，甚至跟每個同學都無法好好相處，那麼就要多加觀察了。

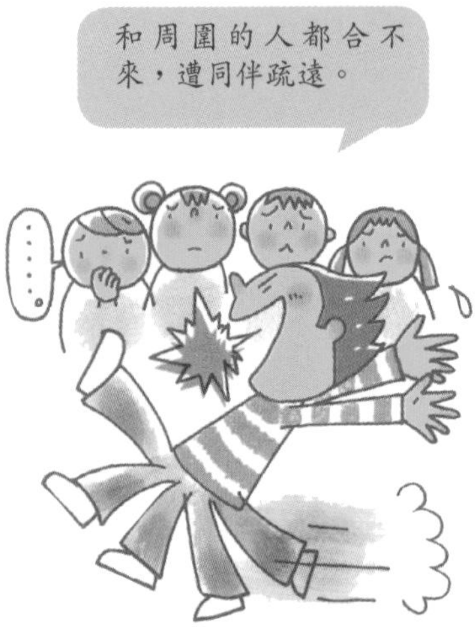


**檢核項目（註）**

- □ 無法融入群體
- □ 無法參與行團體活動
- □ 獨自一人不停地東奔西跑
- □ 經常粗暴地對待同伴

註：觀察孩子在學校或幼稚園裡的情形，若有上列的特徵，就在方框裡作記號。如果記號過多，請以左頁的方式與孩子對應。

## 原因 發展障礙與心理障礙雙重問題

有ＡＤＨＤ的孩子常常沒辦法忍耐，行為舉止較衝動，使得周圍的人都想與他保持距離，這會使孩子產生失敗和挫折感，導致更難以與他人互動，而延伸出其他情緒行為障礙。

**ADHD**

受到失敗與挫折的雙重打擊，連帶地心理上也產生障礙。

**情緒障礙**

**違規障礙**

如打架、攻擊、說謊、逃學等。

**對立反抗性障礙**

如容易被激怒、挑戰權力、無法遵守大人的要求、指責他人等。

## 對策 幫助孩子消除不安感和疏離感

無法進行團體活動的孩子，並不清楚自己獨自走來走去是不對的，也不知道該如何改正。久而久之，他會產生不安感和疏離感，父母及老師應更費心地教導孩子如何與他人相處。

X 「別人都能跟大家好好相處，為什麼你不能？」不要說類似的話，把責任都歸咎到孩子身上。

O 常常對孩子說：「沒關係，沒關係！」以穩定他的情緒，並引導他表達自己的情緒。此外，也要向周圍的孩子及其家長說明狀況。

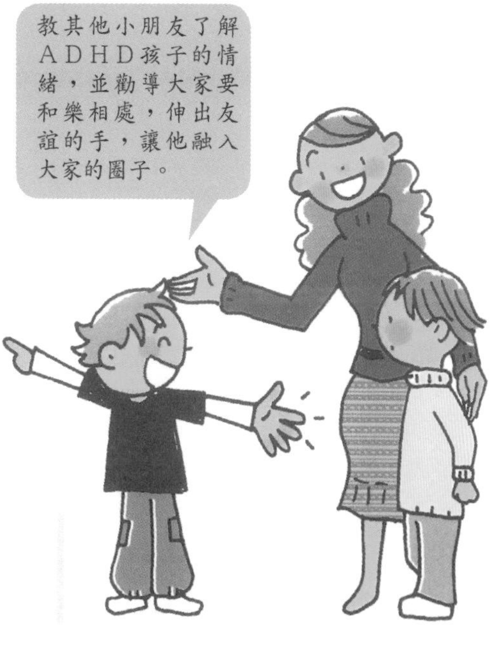
教其他小朋友了解ＡＤＨＤ孩子的情緒，並勸導大家要和樂相處，伸出友誼的手，讓他融入大家的圈子。

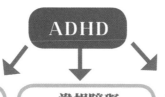

訊號④

# 無論在家或在外，都經常受傷

幼兒期的小孩，多多少少都會受點小傷，但是如果進了小學還不斷受傷，就要注意是否有問題了。

## 訊號 注意力不足容易導致受傷

ＡＤＨＤ的孩子經常到處亂跑、動作粗魯，置身在危險中而不自知。小孩子活潑、體力充沛當然很好，但要設法讓他們遠離危險，避免招來傷害。

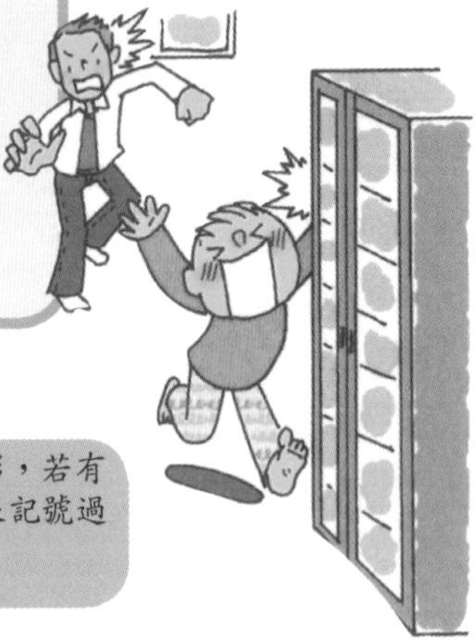
撞到東西才肯停下來。要教導孩子不要在屋裡橫衝直撞。

**檢核項目（註）**

- □ 每次與人有爭端就會出手
- □ 無視於危險，到處跑來跑去
- □ 運動時經常受傷
- □ 即使在平坦的地方也經常摔倒

註：觀察孩子在學校或幼稚園裡的情形，若有上列的特徵，就在方框裡作記號。如果記號過多，請以左頁的方式與孩子對應。

### 孩子經常受傷一定有其原因

ＡＤＨＤ的孩子有衝動的傾向，經常不理會大人的警告和制止，只要是他想去的地方，攔都攔不住；也由於缺乏注意力，不懂得保護自己遠離危險，因此經常受傷或發生意外。

此外，由於這樣的孩子動作比較不靈活，所以常常會跌倒或是從遊樂器材上摔下來；還有就是容易和同伴起爭執、打架，並因此而受傷。

ＡＤＨＤ孩子不是真的喜歡打架，只是他們真的無法控制自己衝動的情緒，事實上，他們也深以為苦。請父母、老師能夠有所理解，並且有耐性地培養他們的忍耐力。

## 原因 無法控制自己的行動

ＡＤＨＤ孩子的自我控制力較低，行動範圍較廣，且缺乏注意力，所以很容易受傷。另外，這些孩子的運動能力和運動技巧相對一般正常的孩子顯得比較差（請參照第56頁），因此，更容易受傷。

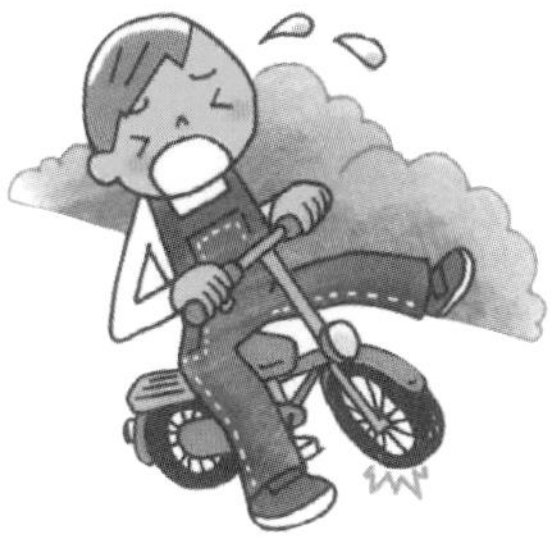
ADHD的孩子多半無法順利自在地乘騎腳踏車，一個不注意就會摔傷。

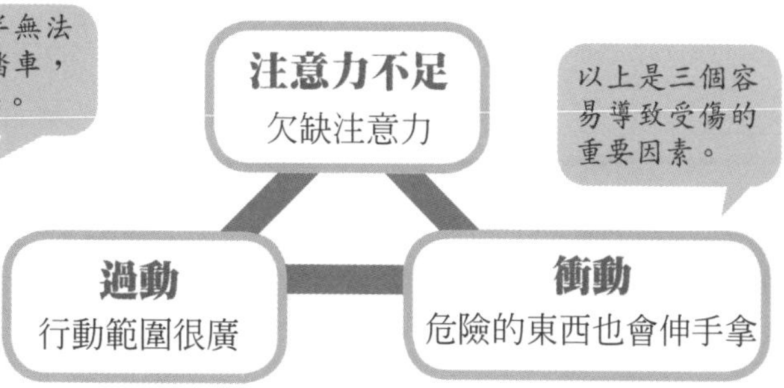
注意力不足
欠缺注意力
過動
行動範圍很廣
衝動
危險的東西也會伸手拿
以上是三個容易導致受傷的重要因素。

## 對策 不要一味限制，要耐心教導

喜歡橫衝直撞的ＡＤＨＤ孩子確實令人擔心，但請不要因此就把他們關在家裡。讓孩子經歷一些小危險，反而會讓他們懂得保護自己。請父母及老師從孩子過往的經驗中，慢慢地教他如何避免受傷。

**X** 如果為了避開危險而營造百分之百安全的環境，反而會讓孩子無法察覺危險，甚至喪失了自我保護的能力，使他更為不安。

**O** 如果孩子出現突然衝出馬路或是把玩尖銳工具的危險行為，一定要耐住性子慢慢教導他。

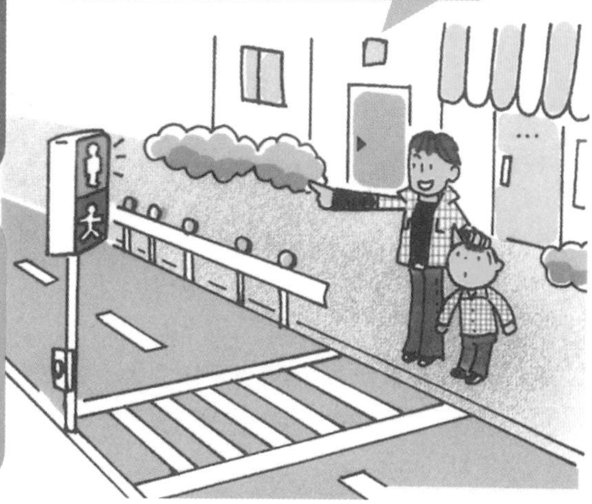
「過馬路時要看紅綠燈，車道上是很危險的……」如果沒有這樣提醒孩子，可能會使他失去警覺，而使生命受到威脅。

訊號⑤

# 無法充分理解話語的意思

**抓不住主題，也無法有條有理地說明一件事情。有的孩子甚至連說話都覺得很困難，此即為ＡＤＨＤ的症狀之一。**

## 訊號　說話跳躍，無法順暢說明

有的孩子常常會說個不停，但卻無法說的很順暢，這是ＡＤＨＤ的特徵之一。這方面的訊號其實是很難被發現的，因為這些孩子並不是無法與人溝通，也能理解別人說話的意思，並且也會和人交談。因此父母及老師更要多費心觀察。

### 檢核項目（註）

- □ 說話的內容常常是跳躍式的
- □ 喃喃自語，不聽別人說話
- □ 有時候說話會結巴
- □ 上了小學變得不愛開口說話
- □ 無法做較深入的說明
- □ 不會表達情緒，常遭誤解

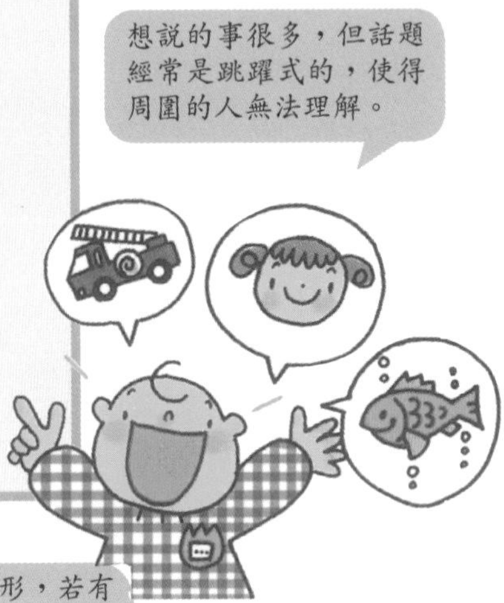
想說的事很多，但話題經常是跳躍式的，使得周圍的人無法理解。

註：觀察孩子在學校或幼稚園裡的情形，若有上列的特徵，就在方框裡作記號。如果記號過多，請以左頁的方式與孩子對應。

## 在說話方面出現問題

ＡＤＨＤ的孩子在語言方面的問題，依年齡高低而略有不同。

幼兒時期，ＡＤＨＤ的孩子無論是行為或語言多半都已出現很明顯的異常。譬如，說話經常是跳躍式的，沒有脈絡可循，而且不聽別人說話，只說自己想說的，無法和周圍的人交談等。

上了小學以後，雖然一般的溝通沒什麼大問題，但如果要求他針對某一個主題發表意見，就無法說得條理分明，讓大家都聽得懂。

等再長大一點，當孩子開始意識到自己說話困難時，就會慢慢失去自信，其中有少部分會突然變得沉默寡言。

## 原因 因溝通障礙而喪失信心

ＡＤＨＤ的合併症之一就是語言方面出現問題。由於無法清楚表達自己的想法或情緒，因而常常遭到誤解而被孤立。漸漸地，會對說話越來越沒信心，連帶影響到人際關係。

**說話方面的困難**

無法用言語充分表達想說的話。

**與周圍的人產生衝突**

因為得不到理解，開始對別人產生不滿。

**喪失自信**

被貼上問題兒童的標籤，因交不到朋友而感到惱怒。

**產生出新的困擾**

變得孤僻寡言，不喜歡上學。

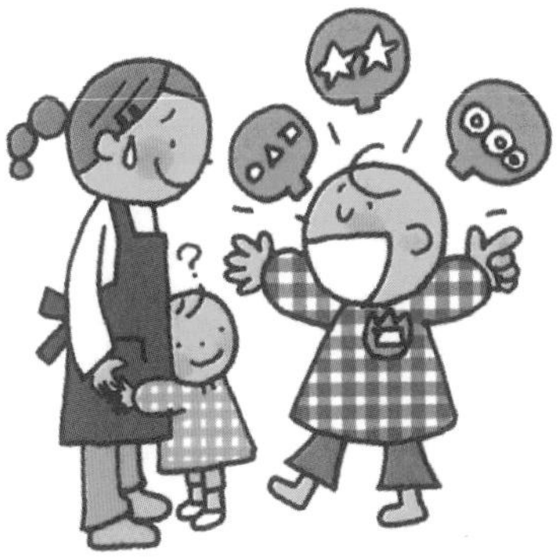

注意力欠缺、性格衝動是引起周遭人反感的要因。

## 對策

### 創造使孩子順暢說話的環境

在孩子與周圍的人有衝突時，要設法化解孩子的不滿，並對他說明，如何改變表達方式，避免不必要的誤解等。此外，大人不要只是單方面地對孩子說話，而要慢慢地教導他如何正確地說話。

首先，耐心傾聽孩子有哪些不滿，不要讓他把怨懟積壓在心裡，沒有宣洩的出口。

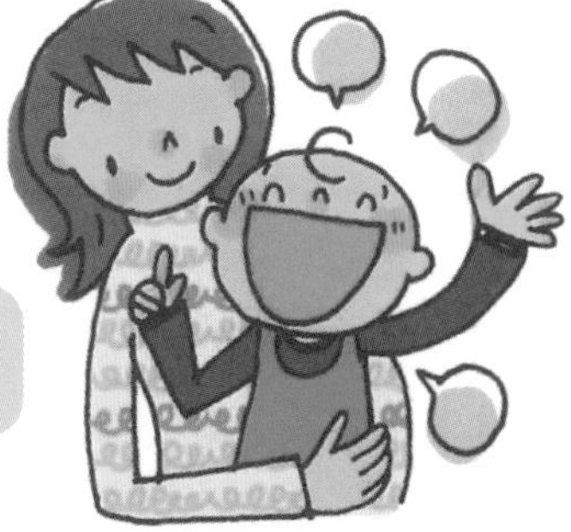

**溝通障礙與人際關係**

溝通障礙很容易引起人際關係不良。

# 被責罵時會加倍地暴怒

在面對反抗性特別強、極爲容易分心的「問題孩子」時，請深入了解到底是其性格上的問題，或是因爲有ＡＤＨＤ。

## 訊號 容易分心，反抗性強

對老師來說，容易分心的孩子令人感覺十分棘手，同學受到他的干擾也會覺得十分無奈。這樣的孩子常會被視為問題兒童，周圍的人都想與他保持距離。事實上，面對這樣的情形時，孩子本身也十分困擾。

### 檢核項目（註）

- □ 動不動就暴跳如雷
- □ 還沒想清楚就展開行動
- □ 被公認為脾氣很壞
- □ 常做些和別人不一樣的事
- □ 被責罵時異常暴怒
- □ 遇到不喜歡的事就想要逃避

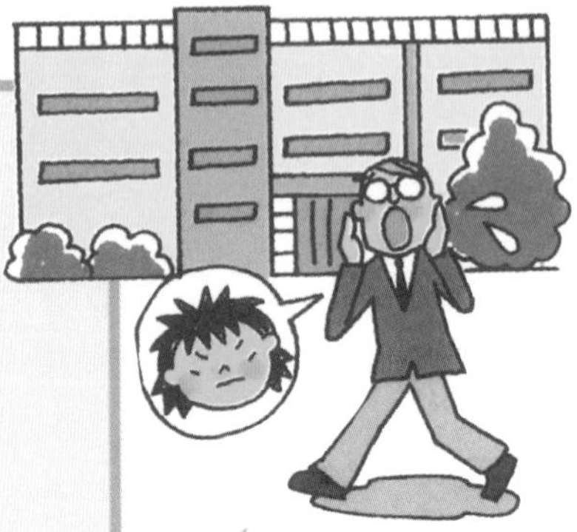

有時會突然衝出教室，令周圍的人感到錯愕、困擾。

註：觀察孩子在學校或幼稚園裡的情形，若有上列的特徵，就在方框裡作記號。如果記號過多，請以左頁的方式與孩子對應。

### 容易分心的孩子常會被視為問題兒童

有些孩子在被老師責罵，或是遇到自己不如意的事時，常會無法控制情緒地發脾氣、大聲喊叫，甚至暴跳如雷。

如果這樣的狀況反覆出現，那麼在幼稚園或學校裡，經常會被老師視為問題兒童。同時，也會受到同學們的厭惡，甚至成為被欺負的對象。

當孩子陷入這種狀況時，他會慢慢感覺出自己被孤立了，並且因為不知道為什麼會這樣而深感苦惱。

如果情況一直沒有改善，孩子會漸漸地與人產生疏離感，久而久之，有可能發展出「對立反抗性障礙」。

## 原因 行為衝動且反抗性強

ＡＤＨＤ的特徵之一就是行為十分衝動，並有反抗性強的合併症。這樣的孩子喜歡和周圍的人唱反調，對任何事都很排拒，常被人視為問題兒童，大人們要多多加以注意。

### 衝動

衝動是ＡＤＨＤ的典型症狀，同時也是動不動就發脾氣的主因。

但孩子對於需要高度注意力的事，卻總是很容易分心。

＋

### 對立反抗性障礙

ＡＤＨＤ的合併症之一就是對立反抗性障礙，約有半數以上的孩子會出現這樣的障礙。

尤其是十歲以前，特別會反抗大人，但大多只是態度上的反抗，並不會做出反社會的事。



## 對策 避免情緒化，宜平心靜氣地教導

對待ＡＤＨＤ的孩子最糟糕的方式就是有情緒化的反應。當孩子暴怒不安時，如果父母、師長也怒目相向，那麼問題是無法獲得解決的。另外，不要認定孩子是反抗、不聽話，其實他們本身也不想這麼做。

Ｘ 強行制止孩子的反抗行為，並且情緒化地責罵，或是以體罰來制服孩子，反而更容易招致孩子激烈的反抗。

Ｏ 先把孩子的態度問題放在一邊，聽聽他想說什麼。心平氣和地對孩子說明，「以氣急敗壞地態度反抗是不對的。」並引導孩子去思考，較佳的解決方法。

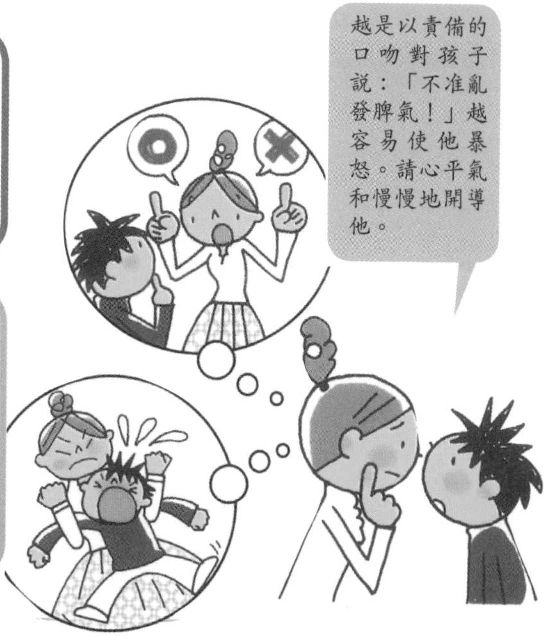
越是以責備的口吻對孩子說：「不准亂發脾氣！」越容易使他暴怒。請心平氣和慢慢地開導他。

# ADHD是班級秩序混亂的根源？

## 班級秩序混亂是ADHD孩子所導致？

「ADHD的孩子會使班級秩序大亂，導致學習成效不彰。」或許很多人都這樣認定。的確，有ADHD症狀的孩子往往無法遵守秩序，甚至吵鬧不休，替周圍的人帶來困擾。

但是我們也不要過分誇大ADHD所帶來的負面影響。雖然ADHD的症狀確實會干擾到其他孩子，但要說這樣就會使班級秩序大亂，導致學習成效不彰，卻是有點言過其實了。

課程進行得不順利，班級上出現種種麻煩，原因不能全歸咎於ADHD孩子。

## 班級出現問題要探究整體原因

一個班級的脫序，並不是單一孩子所造成的，原因應在於整個班級以及整個社會。

有時可能是好幾個孩子一起搗蛋，而使秩序變得更加混亂，如果把全部的惡果讓一個孩子來承擔是不公平的。若要解決類似班級脫序這樣複雜的問題，一定要多方探究，才可以找出真正的原因。

## 誤解會帶給孩子極大的痛苦

如師長可以用較開放的思維來思考，那麼ADHD的孩子應可免於受到不當的對待，例如，受到其他孩子家長的抱怨，或是在壓力之下從普通班轉到特教班或資源班等。

為了避免不必要的誤解產生，ADHD孩子的家長最好要向老師說明實情，並且請老師讓班上的小朋友對ADHD先有正確的認知。如果醫師、老師、家長能共同努力，找到對待ADHD孩子的最佳方式，才能使孩子的情況慢慢地改善。

總之，最重要的是，千萬別傷害孩子，使他獨自承受痛苦。

# 第三章

## 正確理解ＡＤＨＤ

由於「ＡＤＨＤ」是一種發展障礙，
使得一般人以為它是無法治療的疾病。
事實上，這個觀念是錯誤的，
因為ＡＤＨＤ只是腦的某一部分功能不全，
只要找出適當的對應方式，症狀是可以改善的。

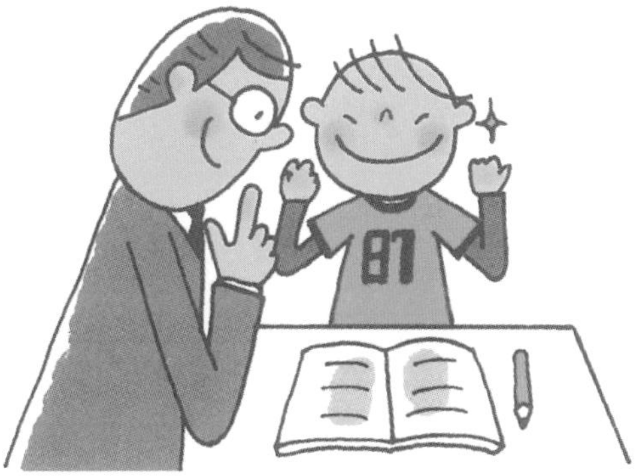

# 難道是管教不當使然？

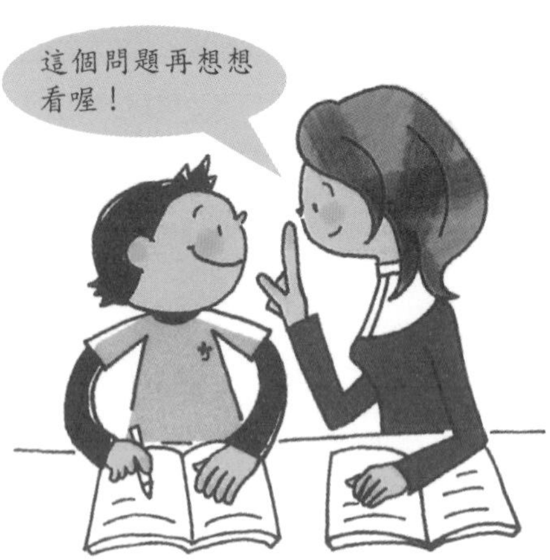


**1**

我已經慢慢能夠了解孩子的個性和困擾，並且找出可以和他順暢溝通的方式。

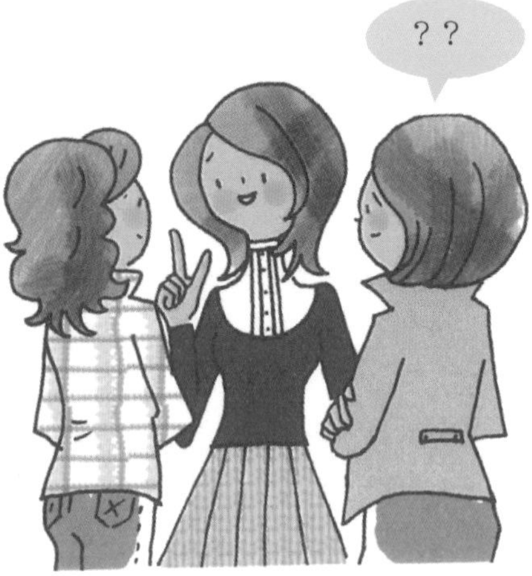


**2**

但是，要取得周圍人的理解實在不是簡單的事。當我和比較熟識的爸媽們聊起時，他們似乎聽不懂我在說什麼。

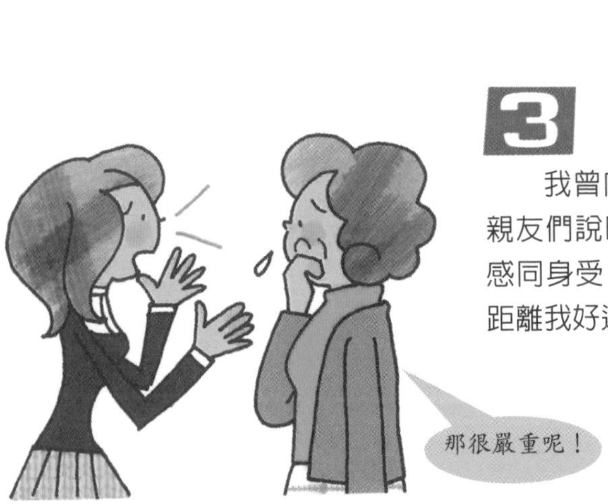


**3**

我曾向孩子的祖父母或親友們說明，但是他們無法感同身受。感覺上周圍的人距離我好遙遠。

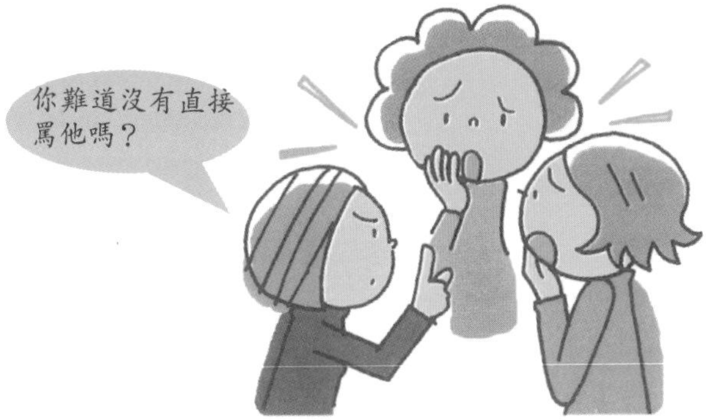
你難道沒有直接罵他嗎？

## 4

也有人說，是因為我的管教方式不對，太放縱孩子，我應該再嚴厲一點。漸漸地，我失去了信心……。

## 5

到底我的管教方式出了什麼問題？但每當孩子調皮搗蛋，我大聲喝斥時，孩子非但沒有平靜下來，反而會變本加厲地哭鬧。

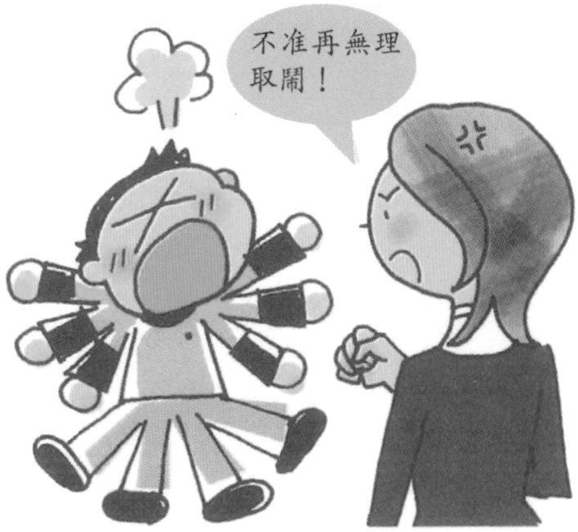
不准再無理取鬧！



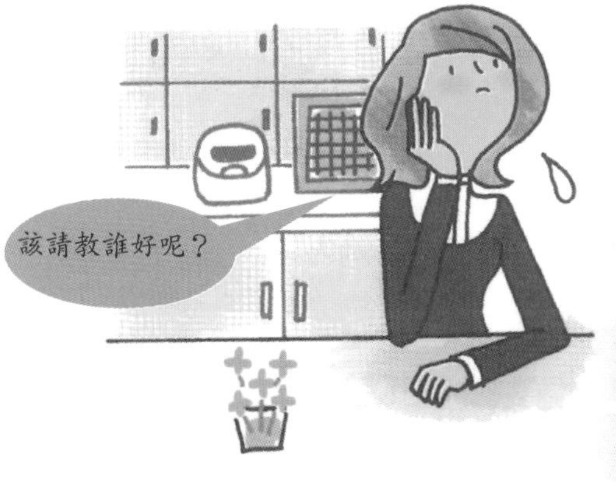
該請教誰好呢？

## 6

ＡＤＨＤ的真正原因到底是什麼？我是哪裡做錯了？我要如何改正，才能與孩子維持良好的親子關係？

**您對ADHD了解嗎？**

無論是自己本身想要有正確的觀念，或是要清楚地向他人說明，都需要詳細地了解ＡＤＨＤ。

## 主要原因是腦功能障礙

ＡＤＨＤ的主要原因是腦功能障礙。

如果再加上生活環境等影響，就會引發症狀。

### 心理疾病與腦功能異常有關

一般認為，發展障礙和精神性疾病是腦部功能異常所導致，至於腦的何種異常與ＡＤＨＤ有關則尚未完全確定，不過醫學研究日益精進，目前已慢慢找出各種對應方案。

**前額葉**

位在大腦最前端的一個重要區域，掌管整個腦部的運作，具有整理思緒、儲存記憶及控制情感的功能。

□ 是注意力不足的原因所在？
□ 與衝動的性格有關？

腦的哪個部位出現什麼樣的異常，目前尚未確知。

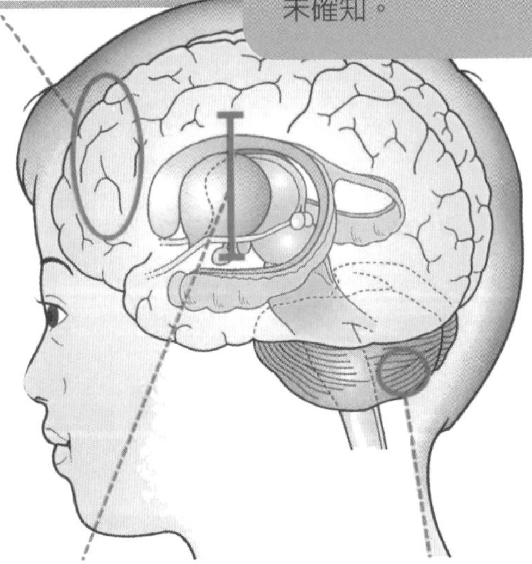

**大腦基底核**

位在大腦的內側，由扁桃體、尾狀核、淡蒼球所構成。根據研究，大腦基底核掌管行動控制。

□ 大腦基底核與行動控制有關？

**小腦**

位在大腦下方，與平衡中樞及肌肉運動有關。

□小腦與運動能力有關？

## 腦的某一部分功能不夠健全

根據研究顯示，造成ADHD的原因是腦功能障礙，而障礙產生的時間大約是胎兒時期至出生後一歲半之間。

觀察腦的形狀和活動可得知，ADHD患者的前額葉、大腦基底核、小腦都比一般人來得小，而且前額葉的活動較不活潑，至於這樣的障礙到底是如何引起的則不得而知。

最近有報告指出，這樣的腦功能障礙可能是由於神經傳導物質多巴胺（Dopamine）、正腎上腺素（Norepinephrine）等受容體和遺傳基因異常所導致。

## 其他因素也可能導致ADHD

ADHD會出現什麼樣的症狀並非取決於先天的腦功能障礙，也會受父母的教養方式、與親人之間的人際互動、入學後師長及同儕的對待方式，以及生活環境等後天因素影響。



### 環境會影響結果

雖然出生時腦部就有異常，但是障礙未必會持續惡化。如果採取適當的教養方式並尋求良好的生活環境，再加上孩子本身的努力，障礙是會慢慢減輕的。

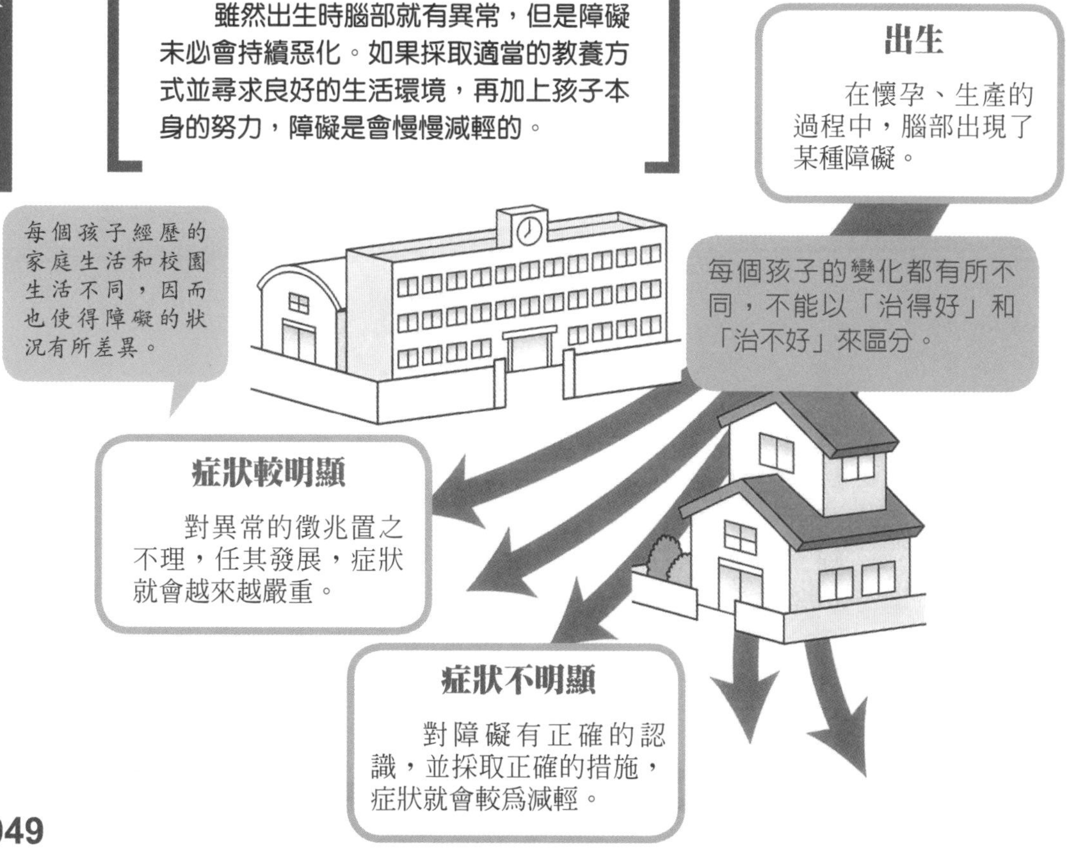
出生
在懷孕、生產的過程中，腦部出現了某種障礙。
每個孩子經歷的家庭生活和校園生活不同，因而也使得障礙的狀況有所差異。
每個孩子的變化都有所不同，不能以「治得好」和「治不好」來區分。
症狀較明顯
對異常的徵兆置之不理，任其發展，症狀就會越來越嚴重。
症狀不明顯
對障礙有正確的認識，並採取正確的措施，症狀就會較爲減輕。

# 診斷的三大重點

**到底孩子是否有ADHD，須以國際診斷基準來判定。本篇將說明美國所採用的DSM—IV來加以說明。**

## 常見的3種類型

ＡＤＨＤ的症狀因人而異，有的人性格衝動的特徵極為明顯，有的人則是注意力非常不集中，因此依照個人狀況給予最恰當的對應是十分必要的。DSM-IV依症狀將ＡＤＨＤ患者分為三種類型。

### 過動／衝動型

只符合A(2)敘述的症狀。

有很明顯的過動傾向，較少出現與注意力不集中相關等困擾。

### 注意力不足型

只符合A(1)敘述的症狀。經常忘記東西。

由於過動的症狀不明顯，往往很難察覺。

### 混合型

A(1)、A(2)敘述的症狀都符合。

有必要針對所有的症狀做適當的對應。

孩子不斷地成長，雖然最初診斷爲某種類型，但之後還可能改變。

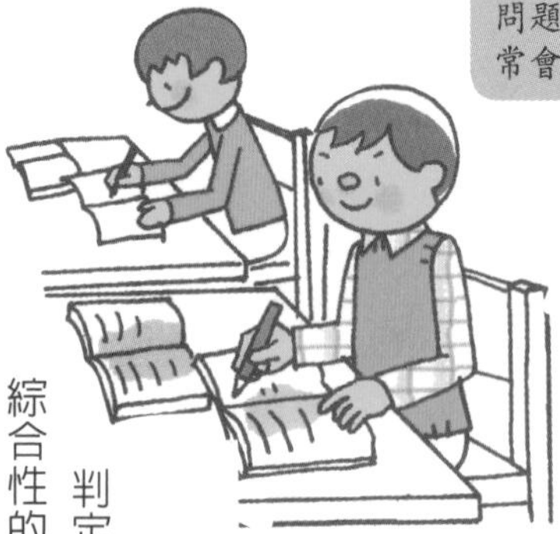

注意力不足型沒有很明顯的問題，因此經常會被忽略。

## 雖有診斷基準，但要正確判定並不容易

ＡＤＨＤ的診斷基準有許多種，常用的有美國精神醫學會的DSM-IV和世界衛生組織的ICD-10，二者內容大同小異。在診斷名稱方面，DSM-IV使用的是「注意力缺失過動症」，ICD-10則使用「過動性障礙」。

雖然有所謂的診斷基準，但要做出正確的判定在執行上還是有些許困難。診斷的內容是綜合性的，除了臨床評估外，還要同時觀察孩子在不同情境下的各種行為、認知能力、性格等。

## 與其他發展障礙間的界線不明確

ＡＤＨＤ的症狀林林總總，主要有混合型、注意力不足型、過動／衝動型三個類型，但也稱不上是典型的案例。有時ＡＤＨＤ甚至難以與自閉症等其他障礙清楚區別。至於診斷名稱則可當作提供治療方式的參考。

# ＡＤＨＤ的診斷基準

ＡＤＨＤ的診斷基準有許多種，常用的有美國精神醫學會的**DSM-IV**和世界衛生組織的**ICD-10**。此處介紹的是**DSM-IV**。下表中，如果**A**～**E**（**A1**、**A2**皆是）都符合，即可約略判定為ＡＤＨＤ，但詳細診斷仍須由專業醫師來判斷。

## 注意力缺失過動症的診斷基準

**A1**

在確定孩子是否為ＡＤＨＤ之前須經過完整的臨床評估，包含各方面的資料收集，實際與孩子對談、觀察孩子的行為表現，以了解其是否從小就有相關的症狀出現，或只是階段性的行為表現。必要時，還會搭配智力測驗、學業成就或注意力測驗的結果來輔助辨別。以下注意力不足的症狀中，有6項（含以上）持續6個月以上時，即可初步判定有ＡＤＨＤ。

**注意力不足**

(a) 在學業、工作或其他活動中，無法做到集中注意力，常因不注意而犯錯。
(b) 對課程、遊戲、活動等無法維持長時間的精神集中。
(c) 需要直接與人對話時，經常無法傾聽別人說話。
(d) 經常不遵從指示，並且無法完成被交代的學業或工作，在職場上也無法盡到應盡的義務（並非因為反抗或是對指示不理解）。
(e) 對課題及活動制定順序及執行感到很困難。
(f) 討厭需要持續集中精神學習的科目、功課等，或想逃避這些事情。
(g) 常常會忘記課程或活動需要帶的東西，譬如玩具、學校作業、鉛筆、書本、道具等。
(h) 容易因外在的刺激轉移目標。
(i) 常常忘記每日的常規活動。

**A2**

以下過動性衝動性的症狀中有6項（含以上）持續6個月以上時，可初步判定有ＡＤＨＤ。

**過動性**

(a) 手腳無法保持靜態，即使坐著也會動來動去。
(b) 在某些場合中被要求必須坐在座位上時，還是會擅自離開座位。
(c) 經常在不適當的場合裡走來走去、爬上爬下，無法安靜地坐著（青少年或成人的自制力較高，可能較不明顯）。
(d) 無法集中精神或無法安靜地參與靜態活動。
(e) 不斷地扭動，如同裝上馬達般停不下來。
(f) 話非常多，說個不停。

**衝動性**

(g) 經常沒有聽完問題就搶先作答。
(h) 無法等待、輪流。
(i) 經常打斷別人說話或干擾他人。

**B** 過動性衝動性以及注意力不足等症狀在7歲以前出現，並引起障礙。

**C** ＡＤＨＤ症狀在團體生活中帶來負面影響（例如：在兩個或以上情境出現障礙，如在學校與家庭生活中都能觀察到ＡＤＨＤ症狀）。

**D** 能找到在社會活動、學業、執行業務時，呈現嚴重障礙的證據。

**E** 引起症狀的原因並非來自廣泛性的發展障礙、精神分裂症（註），或其他精神病障礙，並且無法以其他精神疾病（例如：情感性障礙、焦慮障礙、人格障礙等）來合理解釋。

註：日本精神分裂症現在已更名爲統合失調症。
取自《DSM-IV精神疾患的診斷●統計使用手冊》（醫學書院）

# 易與ADHD混淆的其他障礙

**ＡＤＨＤ經常合併有自閉症和學習障礙，此時在診斷上非常困難，尤其需要審慎觀察評估才能下定論。**

## 易與自閉症混淆

有ＡＤＨＤ的孩子經常會顯現出自閉症的症狀，特別是在3歲以前，一受到周圍環境的刺激，身體便會來回動個不停，並且有對人置之不理及忽略別人存在的傾向，因此常被誤以為是自閉症。

此外，有的案例是很小的時候被明確診斷為ＡＤＨＤ，但是到了4～6歲左右，相關的症狀消失了，反而慢慢顯現出自閉症的症狀。

有時ＡＤＨＤ的症狀不易與其他廣泛性的發展障礙分辨，例如：不會顯現出語言發展遲緩的亞斯柏格症候群、因長期受虐引起的過動症等。

### 與自閉症、學習障礙相似的症狀

容易被誤以為是ＡＤＨＤ的其他障礙有自閉症和學習障礙（簡稱LD），二者的症狀有一部分與ＡＤＨＤ相同，即使是專家，也很難輕易做出正確的判斷。

重疊部分的症狀爲，溝通障礙及語言發展遲緩。

**ADHD**

有明顯的過動、衝動、注意力不集中等障礙。診斷基準請參照第50頁。

**自閉症（廣泛性發展障礙）**

不理會別人、說話的內容一成不變、與人溝通有困難、語言發展遲緩、不成熟的社會行爲及不能遵守社交常規等，常被誤認爲是ＡＤＨＤ。

**LD（學習障礙）**

閱讀、寫字、表達、計算等能力落後於實際年齡，是ＡＤＨＤ常見的合併症。因此有時單純的學習障礙也會被診斷爲有ＡＤＨＤ。

## 如何進行鑑別診斷

若要將ADHD與其他容易混淆的障礙做正確的鑑別診斷，仔細觀察評估障礙的本質是十分重要的。例如，「過動」這項行為特徵就不是ADHD獨有的症狀。

剛入小學的孩子，由於還很年幼，比較好動是很正常的，待漸漸長大後自然就會變得穩定。另外，自閉症和心理發展遲緩，有時也會出現過動傾向。

評估孩子是否有ADHD不能只針對過動症狀，而要整體觀察孩子的日常表現，重點是要找出過動的原因是什麼，並分析是否有其他障礙的可能性。

此外，即使診斷的結果是患有ADHD，但因其症狀會隨著年齡改變，因此長期追蹤也是十分重要且必要的。

### 發展障礙的診斷流程

診斷是否有發展障礙時，要進行心理方面和智能方面的檢查。從檢查結果可知孩子的精神狀態，並找出適當的對策。

**面談●問診**

醫生會與家屬和孩子談談生活中遇到了什麼問題。

↓

**心理測驗**

進行WISC-III、K-ABC等心理測驗，以了解孩子的思考傾向。

↓

**智力測驗**

進行比西智力測驗，以了解孩子的智能發展程度。

↓

**學力測驗**

進行一般的學力檢定，並以ITPA測驗來評估孩子的語言能力。

↓

**追蹤檢查**

依據問診與測驗得到初步的診斷結果，並追蹤孩子後續的行爲、舉動是否有不符之處。

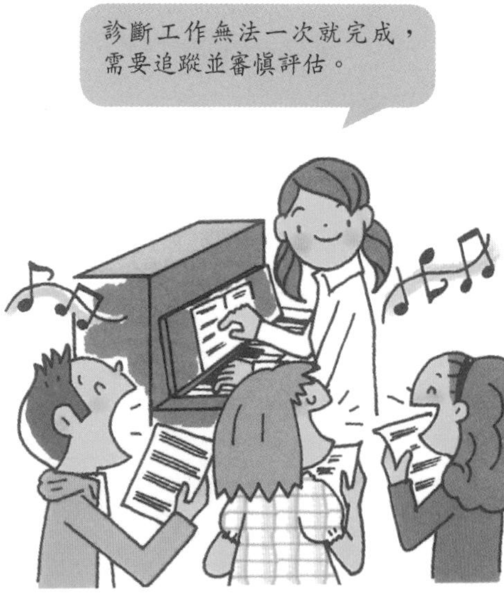
診斷工作無法一次就完成，
需要追蹤並審慎評估。

第三章 正確理解注意力缺失過動症

# 伴隨學習障礙（ＬＤ）所引起的其他障礙

**在ＡＤＨＤ孩子身上很容易察覺的症狀之一就是學習方面的遲緩，這可能是由於合併了ＬＤ所導致的問題。**

## 注意力不足導致學習力低下

ＡＤＨＤ的孩子多半合併有學習障礙。學習障礙有許多不同的症狀，例如，可以正確地讀出文章但無法理解內容的「閱讀障礙」、可以正確讀出文章且理解內容但無法寫出文字的「寫字障礙」、認識數字但無法正確計算的「算數障礙」等。

此外，ＡＤＨＤ的孩子往往無法有條理地說明一件事，有的甚至無法發出指定的相同發音或做出相同的動作。當然其中也有的是因為語言發展問題所引起的連帶症狀。

### ＡＤＨＤ的主要合併症

多數的ＡＤＨＤ孩子都有合併症方面的苦惱。有半數以上的ＡＤＨＤ孩子有說話、閱讀、寫字、計算方面的困難，這是由於合併了學習障礙和語言障礙的關係。

### 轉診至兒童精神科ADHD孩子的合併症（可複選）

（取自中島洋子《ＡＤＨＤ臨床手冊》（金剛出版社）P102）

| 合併症 | 6人數（總計63人） |
| --- | --- |
| LD（學習障礙） | 34人 |
| 語言發展遲緩 | 28人 |
| 腦波異常 | 14人 |
| 與自閉症相似的症狀 | 10人 |
| 違規障礙<br>對立反抗性障礙 | 9人 |
| 熱痙攣 | 8人 |
| 身心症 | 7人 |
| 癲癇 | 3人 |

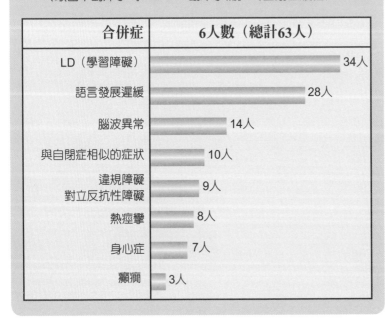

## 合併症的對策

學習障礙和語言發展遲緩會讓孩子喪失自信並導致學習意願低下。這些障礙無法用藥物或手術來治療，大多是以改變對應方式來因應。

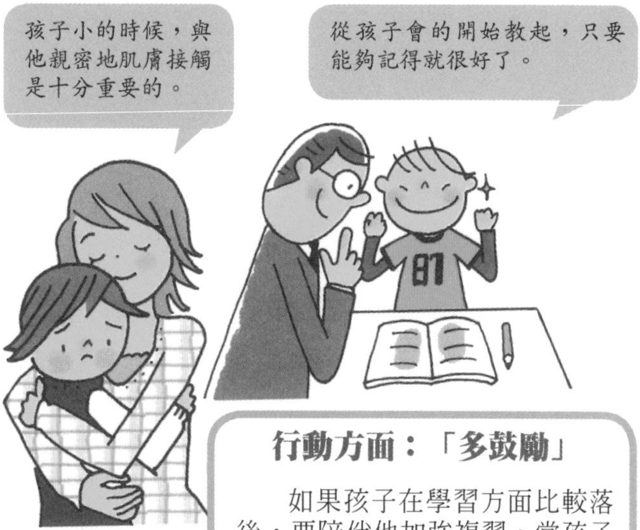
孩子小的時候，與他親密地肌膚接觸是十分重要的。
從孩子會的開始教起，只要能夠記得就很好了。
87

### 心理方面：「坦然接受」

不要情緒低落，也不要拒絕接受事實，敞開心胸看孩子好的一面，並用言語表達接納他的心情，增強他的信心。

- 讓孩子知道沒有什麼好擔心的。
- 用心傾聽孩子的想法。

### 行動方面：「多鼓勵」

如果孩子在學習方面比較落後，要陪伴他加強複習。當孩子有進步或好的表現時，要多多給予鼓勵。

- 當孩子能夠閱讀和寫字時給予誇讚。
- 不需要與其他孩子做比較。

**多鼓勵增加孩子信心**

孩子需要的是：擁有自信，並且感到安心。

### 「LD」有兩個不同的意義

「LD」有兩個不同的代表意義。使用於教育上的是「Learning Disabilities」，使用於醫學上的是「Learning Disorders」。

使用於教育上的LD意義十分廣泛，有時與ADHD沒有明確的區別。

使用於醫學上的LD是指在閱讀、寫字、計算等方面有顯著的障礙。本書中的LD是指醫學上的LD。

**Learning Disorders**
**醫學上的意義**

**Learning Disabilities**
**教育上的意義**

症狀①

# 許多孩子有運動方面的困難

**ADHD在身體方面會出現運動障礙，對於有規則的運動項目無法勝任，有時會因爲壓力而產生肌肉抽動或頭痛的現象。**

## 對複雜的運動感到苦惱

ADHD的孩子動作多半不太靈活，很容易跌倒。像站立或行走這樣簡單的運動倒還不成問題，但若要用到肢體的末端，例如手指；或是需要同時運用不同肌肉群的運動，例如，跳繩等，則往往會感到很吃力。其他如單腳站立時，也很快就會失去平衡而摔倒，由於平衡感不足，也常使得他們因而受傷。

此外，孩子對於一些較為複雜的運動，或是模仿某個肢體動作，往往也是力不從心。總之，要熟練一項運動通常要花更多時間。

ADHD的孩子不喜歡和同伴一起玩，也有可能是這方面的因素所造成。

### ADHD的身體特徵

ADHD的孩子一方面很喜歡蹦蹦跳跳、走來走去，另一方面卻對複雜的運動感到很棘手。研究指出，這是由於腦部功能障礙影響到平衡感以及運動能力的關係。

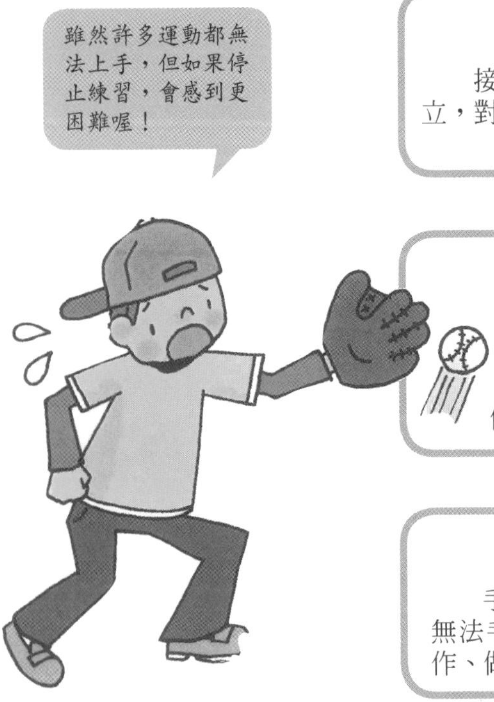
雖然許多運動都無法上手，但如果停止練習，會感到更困難喔！

**運動障礙**

接不到球、不會跳箱或倒立，對許多運動都感到困難。

**平衡感差**

不會騎腳踏車、無法快速直線前進，需要平衡感的運動都做不好。

**手指不靈活**

手上的東西經常掉落、無法手腳協調做出跳繩的動作、做不到較複雜的運動。

# 身體症狀的對策

ＡＤＨＤ本身多半並沒有顯著的身體症狀，由於大多屬於衍生問題，如果針對個別問題找出對策，是可以改善的。

## 常常眨眼睛

如果孩子常常眨眼、搖頭、聳肩，要注意是否爲妥瑞氏症。此外，這些動作都是無意識的，千萬不要責罵孩子。

### ●對生活沒有妨礙

不必硬要孩子改掉這些習慣，最好是不要太在意。

## 對運動感到吃力

雖然很辛苦，但並非絕對做不到。很多ＡＤＨＤ孩子不喜歡運動，不妨讓他從只運用身體單一部分的運動開始，然後再慢慢進入較複雜的運動。

### ●用練習來改善

不要馬上就開始投球，可以先把球拿在手上把玩，或是丟到地面上彈跳，等到孩子慢慢熟悉後再開始練習。

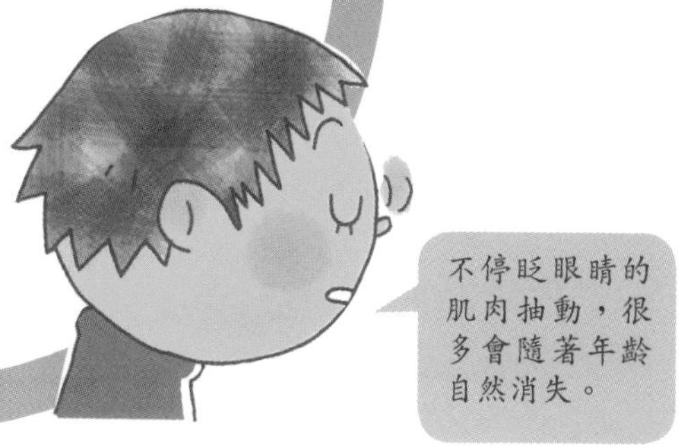
不停眨眼睛的肌肉抽動，很多會隨著年齡自然消失。

## 不明原因的頭痛、腹痛

一般來說，頭痛、腹痛的原因不外乎感冒、拉肚子、便秘等，但有時壓力也會引起這類的疼痛。解決的方法是，引導孩子說出內心的苦惱。

### ●用傾聽來改善

幫助孩子排除人際關係或課業學習上的不安，應可解決這方面的問題。

## 很多身體方面的症狀是來自合併症

運動障礙以外的身體症狀中，還包括有肌肉抽動以及原因不明的頭痛、腹痛、暈眩等。根據研究，這些症狀應與精神上的壓力有關；其中肌肉抽動有的是暫時性的，也有的是長時間持續性的，一般認為可能是合併有妥瑞氏症（Tourette Syndrome）的關係。

**症狀②**

# 很容易出現悲觀的情緒

**ADHD孩子的心理特徵之一就是容易否定自己，這種思考模式常伴隨著其他精神方面的疾病。**

## ADHD的心理特徵

ＡＤＨＤ孩子在生活中常遭遇各種困難，因而感覺處處不如人，有自我否定的傾向。如果周遭的人沒有察覺或置之不理，性格會漸趨古怪，並加重與他人間的疏離感。

### 情緒不穩定

有過動傾向，對周圍的事物很容易厭煩，性格善變。

經常大哭大鬧，情緒激動，給人脾氣暴躁的印象。

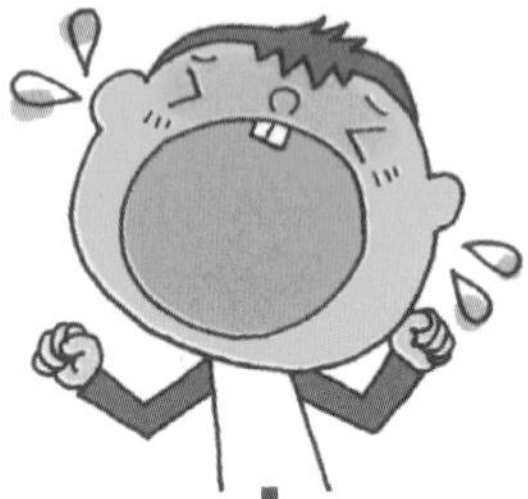

### 容易分心

忍耐力、自制力較差，但並非故意要這樣做。

隨著年紀增長，心理狀態會有所變化。

### 自卑感

在讀書和運動方面如果一直遭受負面評價，會喪失自信。

和小時候比起來沉默許多，令人有難以取悅的感覺。

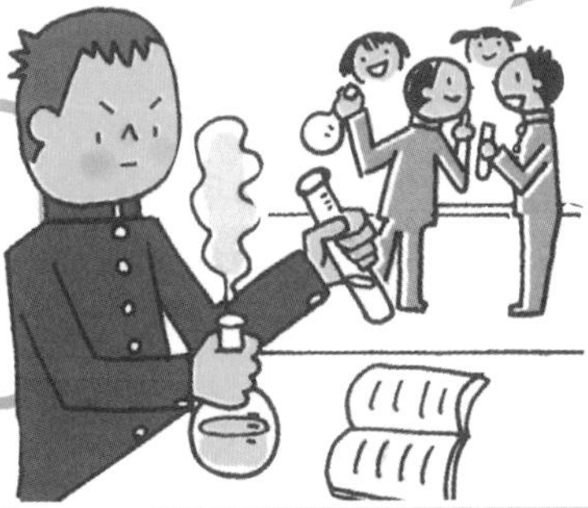

### 不敢表達感情

不知如何和同伴溝通，因此常自我封閉。

### 喜怒哀樂變化無常

不會依狀況正確表現情感，但若耐心引導可以改善。

### 固執

不會表達自己的情緒，因而受到排擠，並被認爲十分固執。

## 心理症狀的對策

如果孩子一直處於沒有信心或覺得孤獨的狀態，會引起某些嚴重的症狀；要盡早發現孩子這方面的困擾，並且常常和他說話，以消除他的孤獨感。

### 強迫症

一直重複著某些特定的行爲，雖然知道那沒有任何意義，但就是控制不住。譬如，不管做什麼事都要得到他人的同意和確認、不停地洗手、一直問吃過藥了沒等。

**● 如何改善強迫症**

最有用的方式是抗憂鬱藥物加上認知行爲治療療效。

### 不安憂鬱

由於難以融入周遭環境，會有「我幹嘛活著」的悲觀情緒；有的孩子甚至會疑似出現憂鬱症。

**● 如何改善衍生問題**

引發合併症狀的情況有很多，只要治療不安和憂鬱，即可減輕症狀。

如果有心理方面的困擾，可以找專人諮詢，把心裡的話說出來會感到比較輕鬆。

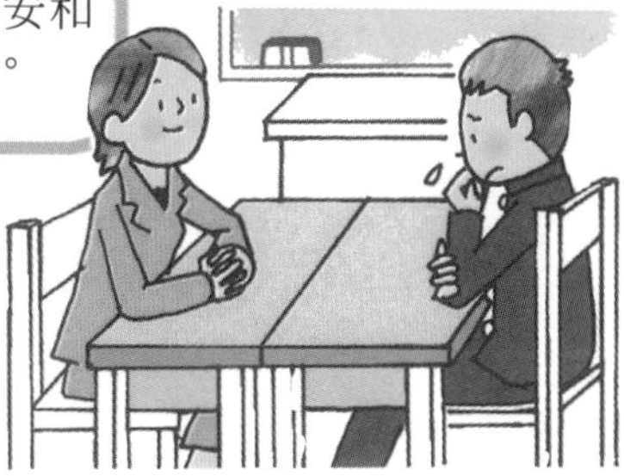



### 幼年期與青春期不同

ADHD的孩子過了十歲以後，在日常的行為舉止方面多半可以安定下來。

但由於心中累積許多過去的挫折經驗，以及受到周遭人的排斥而遭孤立，因此在生活上顯得困難重重，因而常會感到不安，並產生精神上的壓力。

根據研究顯示，有不少孩子會抱持著「我還是不要存在這個世界上比較好！」的悲觀心態。由於這不是個外顯的問題，所以會變得比較複雜，比較需要注意。

### ADHD的衍生問題漸漸浮現

許多案例顯示，隨著年紀增長，ADHD孩子會開始顯現身心症、憂鬱症、統合失調症（精神分裂症）等，並在行為上表現出強烈的反抗性，亦即合併有對立反抗性障礙和行為違規障礙。

這些都不是ADHD的原始症狀，而是其所引發的衍生問題。

過程①

# 開始會走路時就可以看出來了

如果孩子有過動和注意力不足的症狀，在一歲左右就可以察覺，但症狀會隨著孩子的年齡和各項發展漸漸有所變化。

## 學齡前後的行為變化

ＡＤＨＤ的症狀在學齡前後會有所變化。入學前比較明顯的是過動和衝動，之後，過動狀況慢慢降低，注意力不集中升高。

**1歲以前**

此時期雖只會爬來爬去，但已可看出十分好動，不停朝各個方向轉來轉去。

**1歲以後**

朝向一個接著一個的目標移動，來來回回，停不下來。

**3歲左右**

過動的狀況越來越明顯，快要撞到人或物件時也停不下來，衝來衝去。

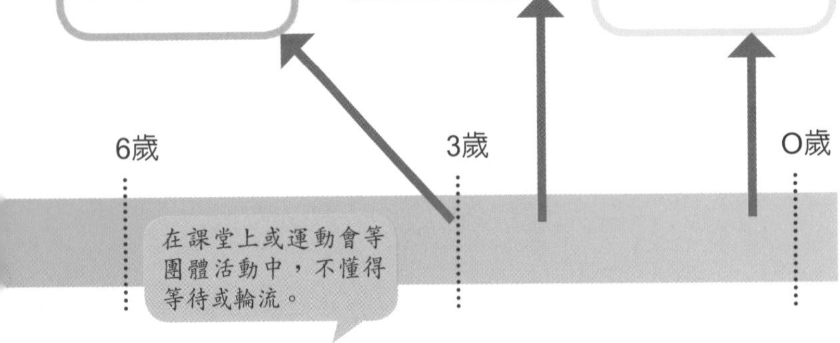

O歲
3歲
6歲
在課堂上或運動會等團體活動中，不懂得等待或輪流。


## 在學會爬行時即會開始出現過動傾向

父母最先發現孩子有異狀是從孩子學會爬行開始。ＡＤＨＤ孩子爬行的姿勢，體位比一般正常孩子低，因為他們都是用手肘爬行，並且一直不停地迅速四處移動。當發展到會自己走路時，ＡＤＨＤ孩子開始出現過動傾向，因此在幼稚園或小學裡的團體活動中，常會給人自我、任性的感覺，不過這種情況到了十歲左右會漸漸改善。

然而，隨著成長，他們會出現注意力不集中的現象，尤其在課業學習上更為明顯。由於成績低落、運動能力差，ＡＤＨＤ孩子很難融入同儕，因此而出現精神方面困擾的孩子也越來越多。

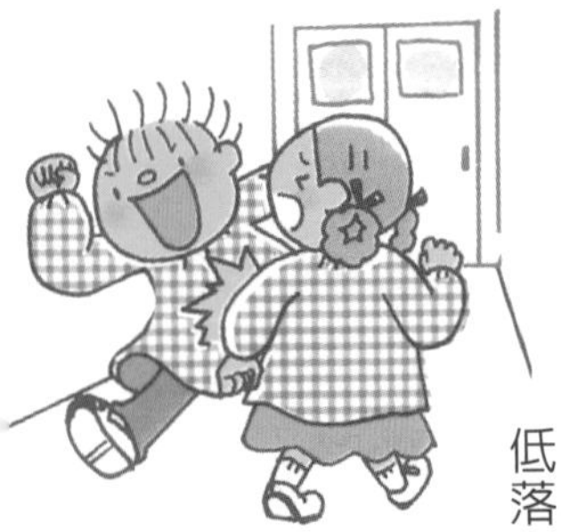

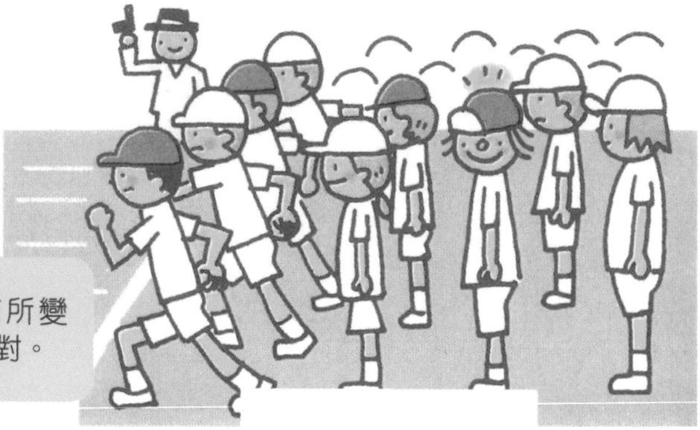

**因應年齡給予協助**

障礙的表現方式漸漸有所變化，要有所意識並做適當的應對。

**小學低年級**

行為非常衝動，常和同伴起糾紛，造成他人的困擾。

9歲

**小學高年級**

走來走去的狀況減少，但衝動的個性並未改變，以致於常和周圍的人起衝突。

12歲

**中學以後**

雖然比較能夠定得下來，但注意力不集中的情況卻沒有改善。

15歲



## 心理方面不會有什麼異常嗎？

孩子的內心是透過與家長及周圍的人互相交流才得以漸漸成長的。當孩子意識到自己可能有ADHD症狀時會覺得自己很糟糕，於是想辦法和別人疏遠，這對心理成長會有負面的影響。

在孩子幼兒時期，親子互動是十分重要的。如果親子之間的關係不夠安定，孩子會出現分離焦慮或日後變得不愛上學，而失去在學童期、青春期間，從團體生活中學習的機會。

**ADHD孩子的心理變化**

**幼兒期**

父母要經常叫喚孩子，與他互動，以建立與人溝通的基本能力。

↓

**學童期**

透過與同伴的相處，慢慢學會忍耐。

↓

**青春期**

自我確立的時期，很容易產生不安和憂鬱。

過程②

# 直到長大成人也無法治癒嗎？

**ＡＤＨＤ孩子中很多到了成人以後症狀都有所改善，他們已能漸漸適應社會，並過著充滿活力的生活。**

## 很多人都可以獲得改善

ＡＤＨＤ的發展狀況每個人不盡相同，根據分析，大致上有三種類型。

一種是症狀漸漸改善，另外是到了長大成人以後症狀仍然持續，有的則是出現了精神方面的疾病。

根據與發展過程相關的統計資料顯示，無論是症狀得以改善、症狀持續但已能適應社會的人數，都占整體的大部分。

症狀是否能減輕，最重要的關鍵在於，周遭的人是否給予支援。事實上，如果沒有適當的支援，很容易發展成精神方面的疾病，對患者十分不利。

### 大部分患者在小學時就可發現異常

因為疑似有心理上的問題而到醫院求診，最後被診斷為ＡＤＨＤ的，幾乎都是兒童；其中最多的是7～8歲左右，15歲以後則少有。這是因為較多的人在小學時期就被察覺出有異常，並較早給予適切的對策，而中學以後才開始出現異常的案例則非常少。

**診斷確定的初診年齡（取自東京都立梅丘醫院）**

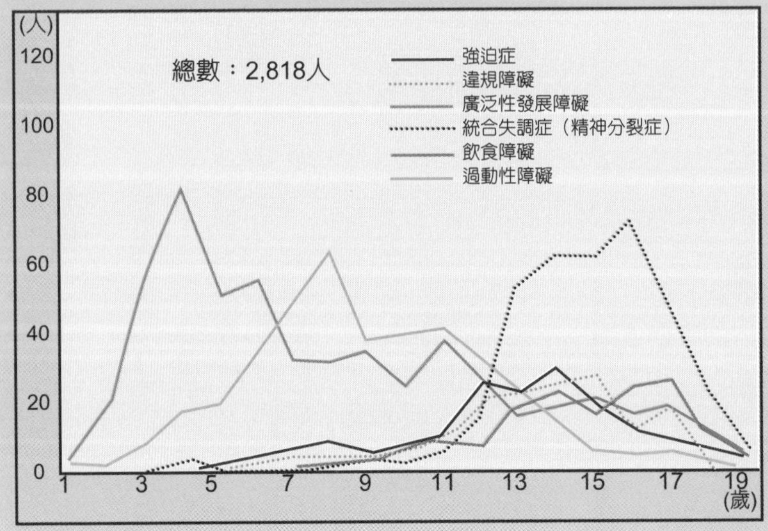

(人)
120
100
80
60
40
20
0
總數：2,818人
強迫症
違規障礙
廣泛性發展障礙
統合失調症（精神分裂症）
飲食障礙
過動性障礙
1
3
5
7
9
11
13
15
17
19
(歲)

# 症狀可以漸漸改善

幼小的孩子因為自制力較為不足，因此很容易表現出過動或衝動的行為，常常替別人帶來困擾。但如果周遭的人給予適當的對應，並且耐心教導他如何控制自己的言行，症狀是可以慢慢減輕的。如此一來，他長大成人後，在日常生活上是不會產生任何障礙的。

### 過動

這是幼兒期最明顯的症狀，但長大成人後多半會漸漸消失。

### 衝動

慢慢能夠控制自己的情緒，衝動的性格不再明顯。

### 注意力不集中

雖然長大後還是時而會出現這樣的情況，但可以藉著寫備忘錄的習慣來克服。

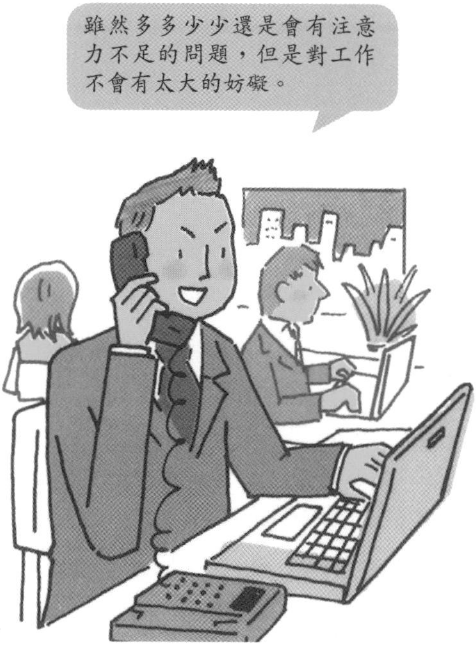
雖然多多少少還是會有注意力不足的問題，但是對工作不會有太大的妨礙。

## 大人也會有ADHD？

ＡＤＨＤ的孩子長大以後，雖然在幼年時期很明顯的過動現象會慢慢減少，但卻可能留有其他方面的症狀。

最常見的症狀就是缺乏注意力，例如，無法聽別人把話講完、工作無法依照既定的計畫進行等。在性格方面，性急、缺乏耐心，做事情常會中斷，並且只關心自己感興趣的事等。

另外，最近的研究也發現，大部分的ＡＤＨＤ成人總是將房間弄得凌亂不堪，不知如何收拾。但是目前醫學上成人ＡＤＨＤ的診斷標準仍尚在研擬中。

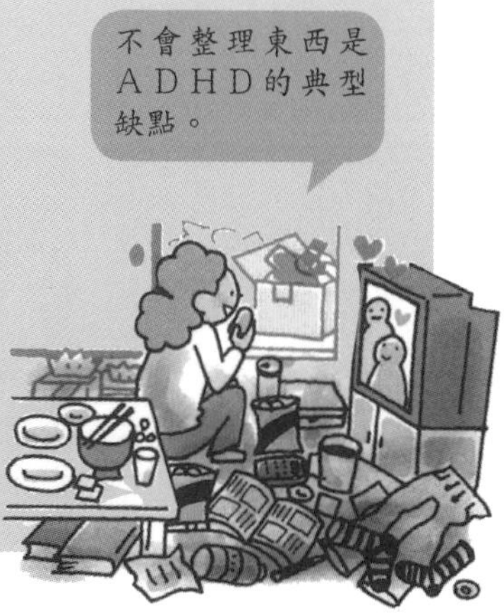
不會整理東西是ＡＤＨＤ的典型缺點。

# ADHD的孩子越來越少了？

## 和廣泛性發展障礙難以區分

現在一般人對於ADHD都略有所知，可以主動地察覺症狀，因此前來就診的人數比以前要增加許多。不過，最近增加的趨勢已漸漸緩和。

雖然以「躁動不安、定不下來」為主訴前來求診者不斷增加，但依診斷的結果，其中有許多是廣泛性發展障礙（自閉症）。發展障礙的鑑別診斷十分困難，有的甚至在成長過程中，診斷名稱會有所變動；這也是為什麼雖然被界定為「定不下來」的孩子增加了，但真正是ADHD的並未增加。

## ADHD和其他障礙有何不同？

無論是ADHD或廣泛性發展障礙，孩子在幼兒時期都會表現出動個不停、不太專注，不太與人互動的性格特徵。

由於二者的症狀有許多相似之處，因此要依據幼兒期的表現來分辨，是有其困難的。

但是，相對於ADHD的孩子會漸漸轉移自己感興趣的事，廣泛性發展障礙的孩子則仍舊有只關注於某件事的傾向，這一點是二者的不同之處。

## 針對發展障礙治療更勝於診斷

即使是專科醫師，要精確診斷發展障礙仍不是容易的事。孩子的心智天天都在成長，不能僅憑一、兩次的問診、談話就作出診斷，而是需要持續觀察他日常生活的整體表現。

因此，發展障礙的診察工作不在於確定病名，真正的重點乃是針對疑似的障礙予以適當的治療，並謹慎評估治療過程中出現的變化。

當家中的孩子疑似有ADHD但尚未診斷確定前，請不要惶惶不安，聽從醫師的建議配合治療才是最正確的做法。

# 第四章

## 遭遇困難時請找專家諮詢

要想徹底解決內心的困擾，
聽從醫師指示，切實配合治療是最正確的方法。
但是一般人對於看精神科（或兒童心智科）都十分排斥，
此時不妨先諮詢自己比較熟悉的兒科醫師。
最重要的是，不要只是關起門來獨自煩惱，
而要積極地尋求外界的支援。

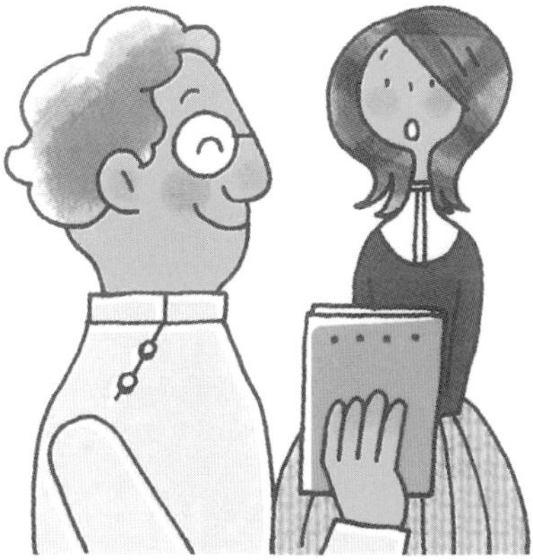

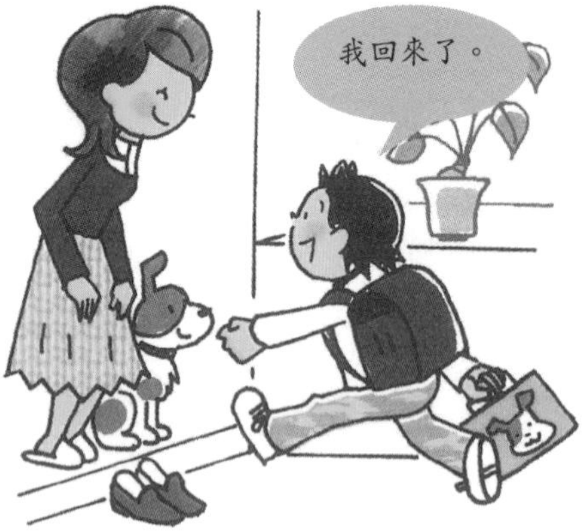


**1**

我會盡量地去了解ADHD，並繼續努力教養孩子。我心中想著，孩子一定會漸漸成長、改變。

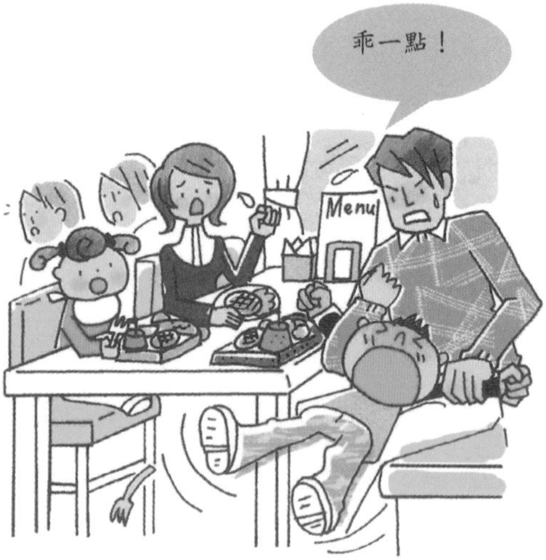


**2**

日常生活中遇到棘手的情況時，家人都會伸出援手。每當孩子抓狂、難以控制時，大家都非常辛苦，此時就有賴家人協助解決。

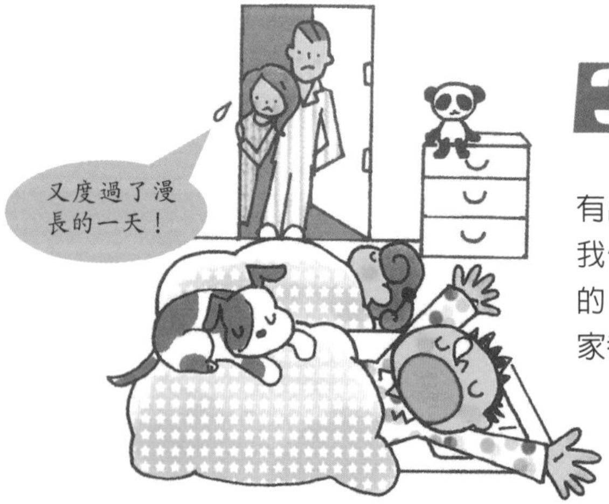


**3**

像這樣，雖然生活中沒有出現什麼大問題，但僅靠我們自己的力量還是很有限的；每當夜晚來臨，我們全家都覺得筋疲力盡。

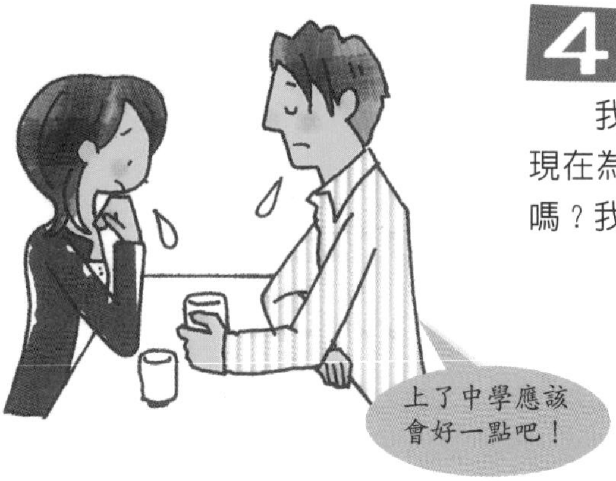
上了中學應該
會好一點吧！

## 4

我們的教養方式對嗎？到現在為止，我們所做的都正確嗎？我們心中滿是不安。

## 5

為了孩子的將來，我們漸漸意識到是否可以再多做些什麼？

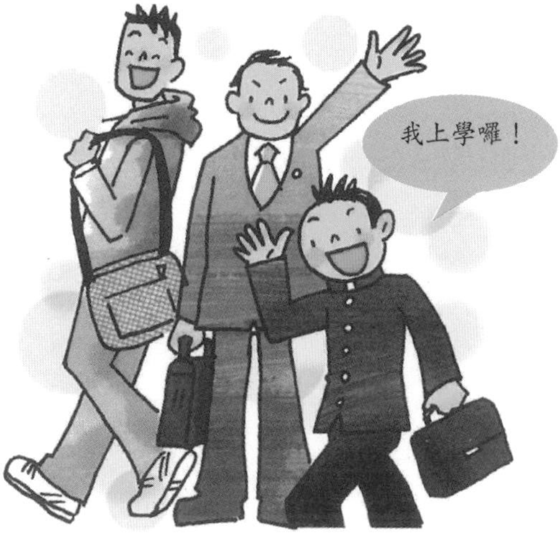
我上學囉！

要不要看
醫生呢？

## 6

我們相信，這不是什麼嚴重的症狀，不要一直往壞處想就好了；或許真正對孩子有幫助的就是好好去看醫生。

### 該到哪裡尋求專業諮詢？

有關孩子的問題，如果想找專業人士會談，父母要先用心詢問、搜尋，到哪裡諮詢是最恰當的。

# 首先，要思考找誰諮詢最恰當

有關孩子的問題，最感棘手的就是不知道該找哪些機構諮詢。到底是學校好？還是直接上醫院求診好？相信很多父母對此都深感困擾吧！

## 先從身邊的人找起

有關孩子的問題到底該找誰諮詢？如果一開始不知道，可以先詢問身邊的專業人士，譬如，熟識的兒科醫師、學校的輔導老師，或是兒童心理諮商中心、兒童發展聯合評估中心。最重要的是，把心裡的問題清楚地說出來。

### 兒童心理衛生中心

有心理師、社工師、職能治療師等，可提供相關的諮詢。

專門機構之間都有互聯網路，必要時請對方協助轉介到其他機構。

### 兒童心理諮商中心

這是專門指導父母如何教養子女的機構。如果有醫師或老師在場，可以請教有關發展障礙方面的問題。

### 學校

學校裡有具備專業知識的輔導老師，以及與這類孩子互動經驗豐富的老師。但要提醒您，在與老師們交換意見時，一定要詳細詢問孩子的在校情況。

### 醫院的小兒科

向熟識的兒科醫師說明在孩子身上發現的問題，並聽取他的意見。必要時，請他協助轉診到其他科別。

只要有煩惱，最好還是找人談談，不要固執於自己的想法。

### 醫院的精神科或兒童心智科

如果已經知道是心理方面的問題，最好一開始就看精神科或兒童心智科，以便及早治療。

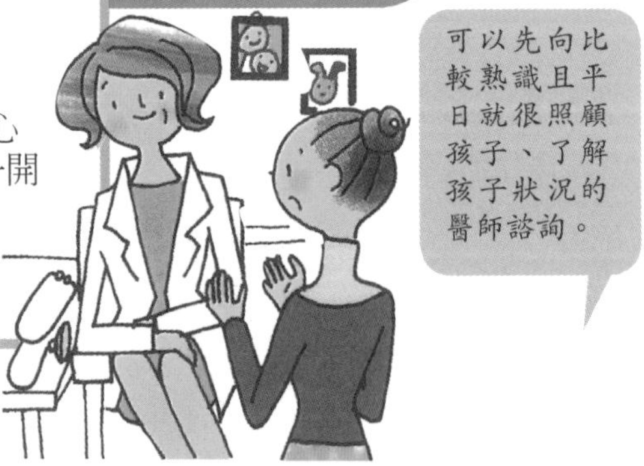
可以先向比較熟識且平日就很照顧孩子、了解孩子狀況的醫師諮詢。

## 不要一個人暗自煩惱

ＡＤＨＤ孩子的症狀不同於身體不舒服或是皮肉之傷那麼容易讓周圍的人察覺，大多數父母在發現孩子有這方面困擾時，最初都會想盡辦法自己解決。

但是如果一直暗自煩惱，反而會把事情想得過分嚴重，徒增心理的負擔，問題不但無法解決還會更加擴大。

## 善用諮詢窗口

當自己想找個人聊聊時，就是諮詢與求診的最佳時機。

然而，雖然已經看出孩子有某些問題，但是一想到要看精神科或兒童心智科，內心還是不能接受吧！此時，可以先找熟識的兒科醫師或是直接到兒童心理諮商中心、兒童發展聯合評估中心等窗口諮詢。

總之，不要只是一個人鑽牛角尖，把事情往壞處想，而要善用社會資源，向相關單位求助。唯有打開心門，面對問題，情況才有可能改善，這是對孩子最有利的做法。

## 哪裡有ＡＤＨＤ的諮詢專家？

想要聽取如何應對ＡＤＨＤ孩子的專業意見，可以拜訪專門針對兒童發展障礙的醫療機構。這類的機構很多，各有不同的特性。

| 日本醫療機構 | 設施 | 特色 |
|---|---|---|
| 大學附設醫院（精神科） | 綜合的規模大 | 各種疾病都可以提供受治療。規模大，有各種科別的專業醫師，但較難與醫師一對一面談。 |
| 綜合醫院（精神科） | | 有許多診療科別，設備也十分完善。除了心理方面的問題，也提供其他的治療。 |
| 醫院（心理治療科） | | 可治療神經性的身體症狀。若發現有這方面的症狀，可前去求診。 |
| 醫院（精神科） | | 專門治療心理疾病的機構。規模雖小，但從問診、入院治療到預後照護，提供更為專門的醫療。各醫院有不同的特色。 |
| 診所（精神科） | | 比醫院規模更小的醫療機構，由同一位醫師診療。優點是距離近，但可能不提供其他科的診療。 |
| 診所（心理諮商） | 專門的規模小 | 可以提供諮詢以及心理療法，但不提供藥劑的處方。 |

### ADHD在台灣

在台灣，通常是由兒童青少年精神科、兒童心智科及臨床心理師、社工、職能治療師來為相關兒童服務。

此外，復健科也會針對ADHD的神經生理方面給予治療。

會談

## 說明目前的狀況和成長過程

在各個專門的治療機構中選出最適合的。一般在進行發展障礙診斷前，會先經過初診，醫師會詳細了解孩子的成長過程。

### 問診的內容

父母帶孩子到醫院求診時，都希望透過諮詢找到解決困難的辦法，但若只陳述眼前的困擾而忽略過往的紀錄，是無法找出原因的。醫師會完整地詢問孩子長期間的表現以及在學校裡的狀況。

大部分的孩子在診察室或待診室時都會陷入緊張，這時可以帶著他喜歡的玩具一起去，以紓解不安的感覺。

**醫生會問的問題**

- □ 現在有什麼問題？
- □ 孩子的成長過程曾出現哪些問題？
- □ 家裡有哪些成員？日常生活如何？
- □ 在家裡以外的地方，如幼稚園、學校的表現如何？
- □ 身體方面有沒有什麼症狀？

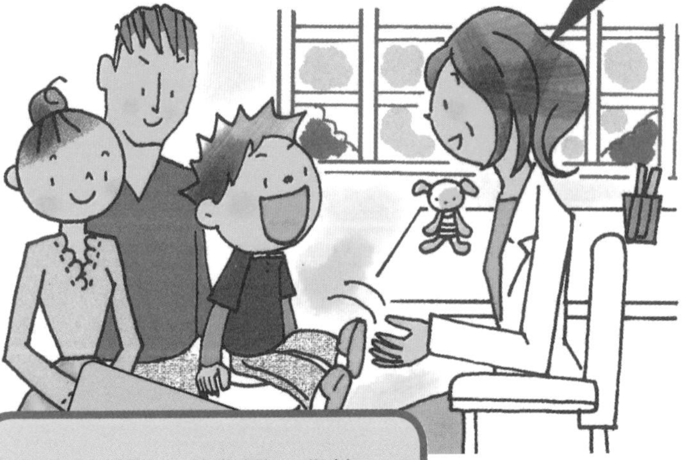

- □ 在托兒所、幼稚園、學校裡，與人相處有困難嗎？
- □ 說話時有口吃的狀況嗎？
- □ 對閱讀、寫字、計算會不會覺得很困難？
- □ 對各種運動覺得很吃力時，就想要逃避？
- □ 對於感興趣和不感興趣的事表現出很大的落差？

**詢問學校老師的問題**

有的醫生會製作問卷，請家長詢問幼稚園或學校的老師，藉此了解孩子的團體生活以及各種行爲表現。

## 說明目前為止的成長和教養方式

ＡＤＨＤ是由於腦功能障礙所引起的，診療時從身體的檢查所知有限，必須以問診為中心。

醫師透過詢問孩子和家屬一些相關的問題，來判斷孩子是否有發展障礙，並了解症狀的輕重程度。問診中不但會觸及目前的情況，也會探詢過去的成長歷程。總之，問診時，醫師會詳細了解孩子在發展過程中，是否有什麼令人擔憂的地方。

## 還要了解孩子在家庭以外的行為表現

問診時醫生還會詢問孩子在家庭以外的情況，例如，在學校或其他地方的行為表現，因為ＡＤＨＤ的症狀表現會因環境而有所不同，所以如果只著重家裡的表現，是難以正確判斷的。

要了解孩子的在校表現，可善用學校的聯絡簿，也可以請老師填寫評量表。總之，要仔細地了解孩子到底面臨了哪些困難點。

### 求診前需要準備的資料

ＡＤＨＤ診察時，醫師會詢問各式各樣的問題，包括孩子過去的發展過程到目前在學校裡的學習狀況，這些都是診斷上必要的資料。家長可將親子手冊或學校的評量表或聯絡簿事先整理好，以便回答醫師的提問。

**生活紀錄表**

專門用來記錄孩子的成長過程，從中可以看出何時開始有過動現象，以及有哪些症狀和傾向，這是診斷時重要的資料及線索。

**家庭以外的行爲**

ＡＤＨＤ的症狀會依環境而有所不同，有的在家裡並不會表現出來，至於其他場合是如何，則需要周圍的人協助告知。

**在校成績單**

爲了採取更適切的對應方式，要從孩子的各科表現中了解是否有學習障礙。

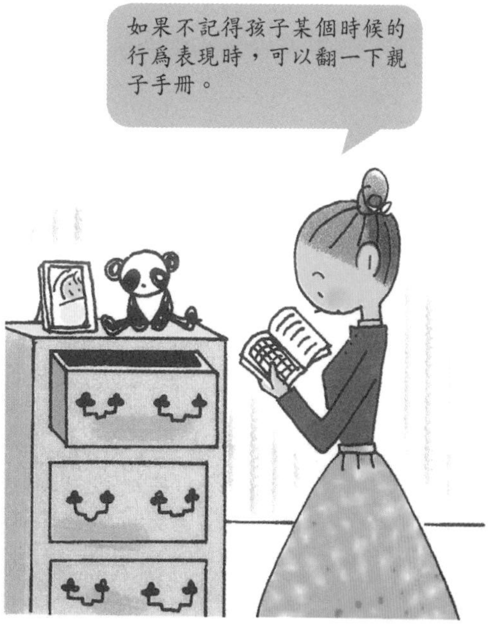
如果不記得孩子某個時候的行爲表現時，可以翻一下親子手冊。

# 以對應的變更和環境的調整爲中心

**ADHD不是僅靠醫師的力量就可以治療的障礙，除了遵照醫師的指示，周遭人的齊心齊力是改善症狀不可或缺的要素。**

## 幾種治療法的組合

藥物治療對發展障礙較難奏效，但對ＡＤＨＤ則有不錯的效果。不過，改善ＡＤＨＤ首先要做的是改變對應方式和調整環境，必要時才考慮以藥物來治療。

### 對應的變更、環境的調整

首先要對ＡＤＨＤ進行了解，並以不使症狀惡化爲前提改變對待孩子的方式，並努力調整環境，盡可能地減輕症狀。

用講道理的方式開導孩子，解決生活上的種種困擾。

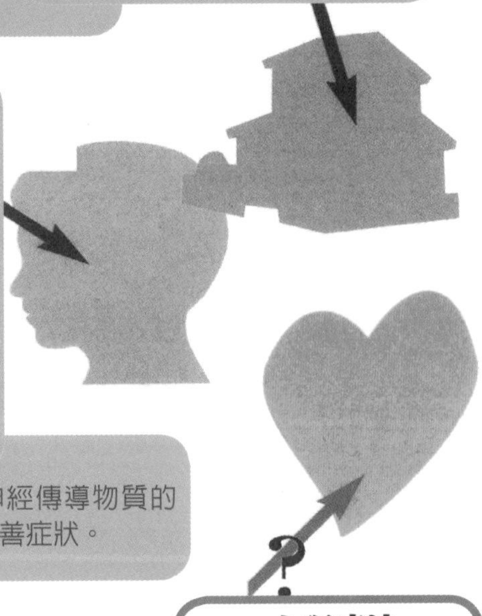

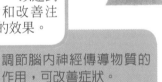

### 藥物療法

如果是6～12歲的孩童，可施給中樞神經刺激藥物「甲基芬尼特（Methylphenidate，商品名利他能Ritalin）」，以達到抑制過動和改善注意力不足的效果。

調節腦內神經傳導物質的作用，可改善症狀。

### 心理療法

爲了穩定不安的情緒，有必要施行心理療法嗎？

### 心理療法對ADHD較無效果

透過問診和諮詢來解除患者的不安，就是所謂的心理療法；這種方式較偏重心理方面的治療。

雖然心理療法對於心理方面的疾病被證實有效，但在日本卻很少運用在治療ＡＤＨＤ上。

因為ＡＤＨＤ是腦部功能不全所引起的障礙，心理方面並非主要因素。一般來說，當孩子出現強烈的不安時，才會使用心理療法。

## 改變周遭環境有助症狀改善

在ADHD的治療方面，第一要務是改變與孩子的對應方式，並調整生活環境，經過一段時間，症狀多半可以減輕。

如果已經改變對應方式，症狀仍無法改善時，則可以考慮以藥物來控制過動和衝動。在藥物治療與對應變更並行之下，症狀的改善是指日可待的。

## 治療方式要有一致性

為了使ADHD的症狀得到改善，除了患者本人及其家屬的努力之外，還需要周圍相關人員的協助。最好讓周圍的人能夠理解孩子正在進行ADHD的治療，請大家採取共同一致的做法，否則將無法達到良好的成效。

總之，ADHD的治療若只靠家屬或醫師的努力是不會成功的，一定要相關的人共同努力才得以達成。

### 請求相關人員的協助

如果只有家屬單方面遵從醫生指示，調整至最佳的對應方式，但學校老師卻以另一種方式對應，只會使孩子產生混亂。為了使孩子在幼稚園或學校也得到相同的治療，有必要時可請求校方的協助。

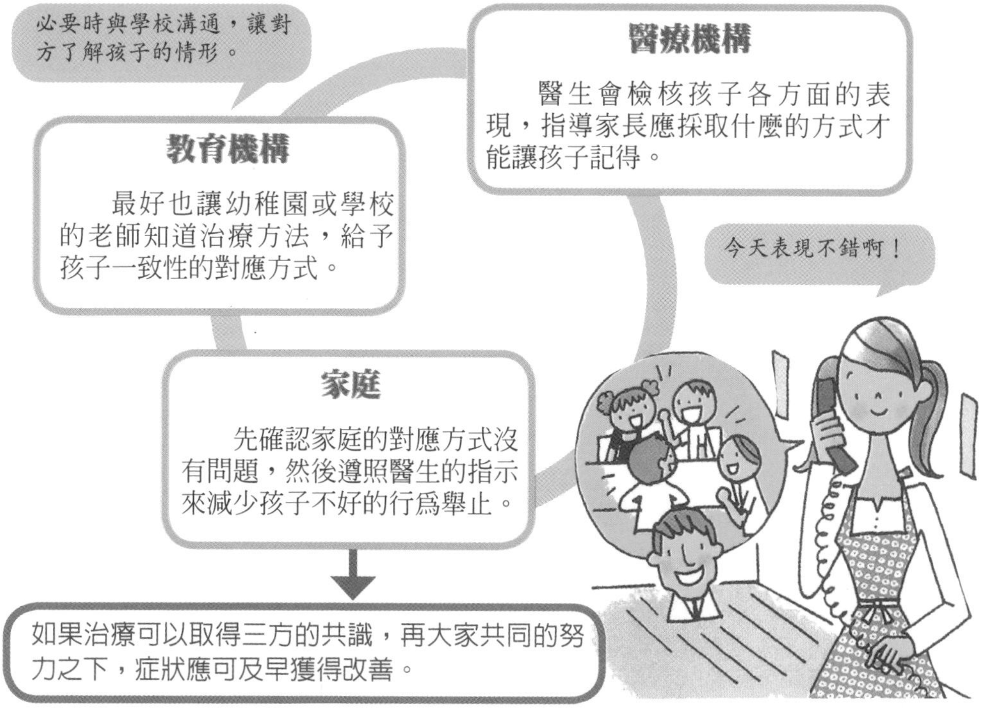
必要時與學校溝通，讓對方了解孩子的情形。
醫療機構
醫生會檢核孩子各方面的表現，指導家長應採取什麼的方式才能讓孩子記得。
教育機構
最好也讓幼稚園或學校的老師知道治療方法，給予孩子一致性的對應方式。
今天表現不錯啊！
家庭
先確認家庭的對應方式沒有問題，然後遵照醫生的指示來減少孩子不好的行爲舉止。
如果治療可以取得三方的共識，再大家共同的努力之下，症狀應可及早獲得改善。

# 「利他能」（Ritalin）的作用與副作用

**ADHD的治療藥物中，常會使用到一種名為「利他能」（Ritalin）的藥品，家長們有必要了解該藥的使用年齡及使用分量等條件。**

## 針對腦機能不全的藥物

針對過動和注意力不足的症狀，主要的用藥是甲基芬尼特（商品名利他能）。它是一種中樞神經興奮劑，可以改善腦機能不全。

然而，日本厚生省並未核准利他能作為ADHD的治療用藥，因此該藥在日本非保險給付處方，須經醫師指定方得使用。

一般利他能都是在醫師指示下在家定時服用，家屬要善盡藥物保管之責，並遵照醫囑服用。由於該藥對每個人產生的作用及副作用有所不同，因此使用上一定要特別注意。

### 刺激中樞神經

服用利他能可控制中樞神經，使神經傳導物質正常釋放，進而緩解ＡＤＨＤ的症狀。

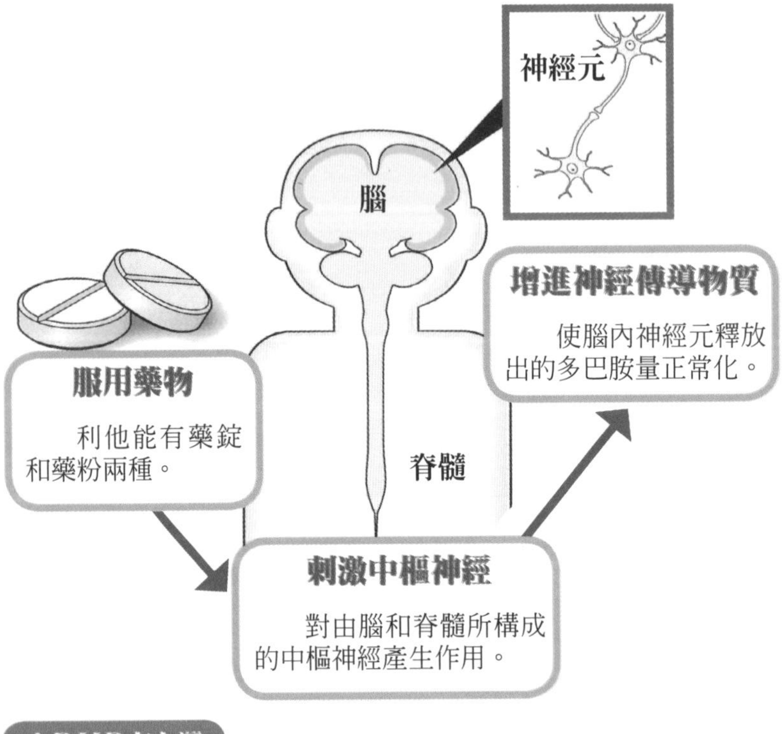
神經元
腦
增進神經傳導物質
使腦內神經元釋放出的多巴胺量正常化。
服用藥物
利他能有藥錠和藥粉兩種。
脊髓
刺激中樞神經
對由腦和脊髓所構成的中樞神經產生作用。

**ADHD在台灣**

利他能在台灣為第三級管制藥品，為健保用藥。一般使用於六歲以上的孩童。若十八歲以後第一次使用，須自費。

# 利他能（Ritalin）的藥效

利他能是一種用以減輕過動和注意力不足的藥物。在過動方面，藥效因人而異，但對注意力不足則幾乎都可改善。另外，根據調查，有的孩子對該藥完全沒有反應，有的孩子則會產生食欲不振副作用，使用時要特別注意孩子的生長發育狀況。

### 利他能的主要作用

- 減輕注意力不足
- 抑制過動

### 利他能的主要副作用

- 失眠
- 食欲不振、胃腸障礙
- 頭痛、不安
- 肌肉抽動症狀更為嚴重
- 青春期仍繼續服用可能產生幻覺

### 利他能的使用方法

讓孩子在上學前服用5~10mg，一開始少量服用，若無不適可酌量增加。服用30分鐘後藥效開始發揮，約可持續3~4小時；必要時，中午可加服一次。

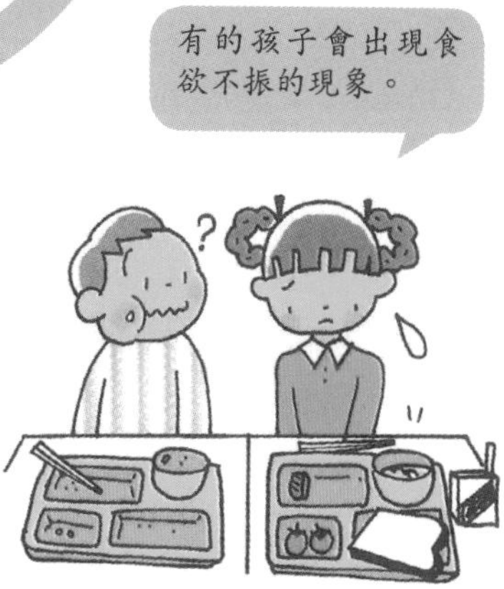
有的孩子會出現食欲不振的現象。

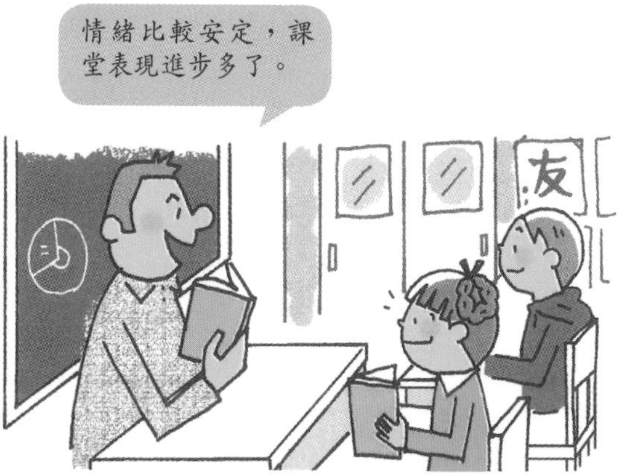
情緒比較安定，課堂表現進步多了。
友



### 長期使用也無所謂嗎？

利他能一般使用於六歲至十二歲的孩童。目前尚不清楚該藥在幼兒期使用，會對孩子各方面的發展造成何種影響，但如果十二歲以後繼續使用，則有可能會出現幻覺及妄想。

但撇開這一點，只要注意使用年齡及副作用，遵照醫囑、在限定期間內使用，應該不會有任何問題。

# 視藥物療法的效果決定是否繼續

利他能的藥效因人而異，不要過分依賴藥物，須視情況考慮是否應採取其他療法。

## 大幅改善完全無效者皆有

每位用藥者對利他能的作用及副作用會有不同程度的反應，而其間的差異在沒有用藥前，醫師也無從了解。

對利他能有藥效反應的孩子，在服用三十分鐘以後，就可以看出過動和注意力不集中有明顯的改善；至於對藥物沒有反應的孩子，即使每天服用也不會有什麼效果。

ADHD藥物療法的效果會達到何種程度，如果不持續服用是無法確認的，當然，也有的人會中途停止用藥。

但僅依靠利他能是無法完全治癒ADHD的，這也是為什麼它不是對人人都有效果的原因。

### 每3人中2人有效

有關利他能的療效，各方有不同的見解。美國研究指出，利他能搭配其他藥物，對90%的孩子有效。但較保守的結論是，大約每3人就有2人可以獲得程度上的改善。

藥物不是萬能的，即使看得出效果，也不要過分依賴。

**進行其他治療**

如果孩子對利他能沒有藥效反應，就不需要勉強繼續服用，可考慮改以其他方式治療。

↑ 沒有效果

**持續使用**

如果服用後症狀有所減輕，請繼續下去。如果藥效不顯著，則改變對應方式的相互作用是可以期待的。

↑ 症狀減輕　↑ 效果明顯

**ADHD在台灣**

「atomoxetine」已取得台灣健保給付，且是國內唯一治療ADHD的非中樞神經興奮劑，藥效達24時，真正機轉是選擇性的正腎上腺素回收抑制劑，但此藥物本身最大副作用為嗜睡。

**atomoxetine未來可以期待的藥物**

日本尚未有政府認可的ADHD治療藥。在日本，利他能必須經由臨床醫師處方可使用。

目前日本正在進行作為甲基芬尼特的長效錠〔商品名專思達（Concerta）〕及抗憂鬱藥的托莫西汀〔atomoxetine，商品名思銳（Strattera）〕的治療實驗。

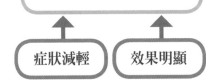

## 也可使用利他能以外的藥物

ＡＤＨＤ的藥物療法以使用利他能為主，但依症狀需要，也可搭配其他藥物。特別是需要抑止衝動或有合併症狀時，可併用針對性的特效藥。

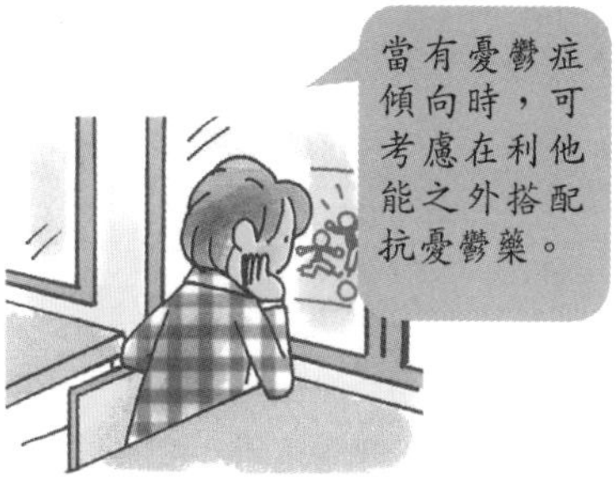
當有憂鬱症傾向時，可考慮在利他能之外搭配抗憂鬱藥。

| 服用時機 | 藥　名 | 效　果 |
|---|---|---|
| 利他能效果不彰，已產生不安障礙、情境障礙時 | 三環系抗憂鬱藥氯米帕明〔Clomipramine，商品名安納福寧（Anafranil）〕、SSRI帕羅西汀（Paroxetine，商品名Paxil）、氟伏沙明〔Fluvoxamine，商品名無鬱寧（Luvox）〕 | 消除憂鬱和不安，安定情緒 |
| 衝動性強烈且單靠利他能效過不足時 | 卡馬西泮〔Carbamazepine，商品名癲通（Tegretol）〕、丙戊酸(Valproic Acid)、丙戊酸鈉錠〔（商品名帝拔癲（Depakine）〕 | 安定情緒，抑制衝動 |
| 衝動性極為強烈並預測有危險發生時 | 易寧優〔Haloperidol，商品名施寧（Serenace）〕、利培酮〔Risperidone，商品名理思必妥（Risperdal）〕 | 可立刻降低衝動，但會產生全身無力、嗜睡的副作用 |
| 需要全面治療症狀時 | 匹莫林（Pemolin，商品名Betanamin） | 藥效比利他能更為持續，但有嚴重副作用，在日本較少使用。 |



### ADHD在台灣

台灣仍以利他能及專思達為第一線用藥，除非有特殊症狀或醫師認為第一線用藥無法改善症狀，則會考慮思銳或其他藥物。其他如三環抗憂鬱劑（如妥富腦，Tofranil，學名為Imipramine）及類降血壓藥物（如降寶適，Catapress，學名為Clonidine）等藥物，也會被考慮使用。

| 服用時機 | 藥　名 | 效　果 |
|---|---|---|
| 每4～6小時服用 | 利他能（Ritalin，學名為Methylphenidate）屬於一種中樞神經的興奮劑 | 能夠強化腦部的抑制功能，降低衝動性，改善課堂表現，但因孩子可能要在中午時段服藥，除了不方便外，可能造成同儕的異樣眼光。 |
| 12小時服用 | 專思達（Concerta） | 降低衝動性，提升反應。孩子只需上學前服用，家長可以監督，可以免除忘記服藥的顧慮。 |

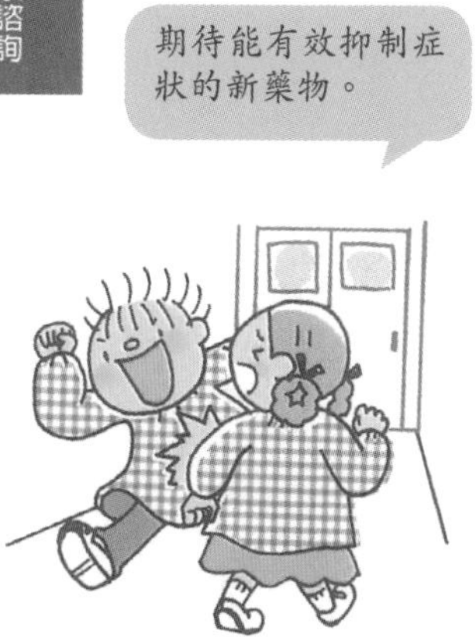
期待能有效抑制症狀的新藥物。

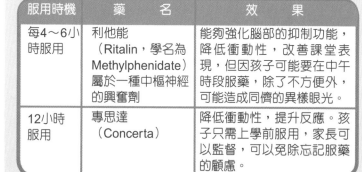

# 改變對應方式，教導孩子正確的行爲

**藥物療法可以使症狀獲得暫時性的抑制，但更重要的是，在症狀減輕後，要教導孩子正確的行爲。**

## 改變對應方式以減少令人困擾的行為

只要改變對應的方式，ADHD症狀的減輕是可以期待的。但是一開始不要求好心切，企求在短時間達到最高目標，而是要耐住性子等待孩子慢慢地改善。

如果是ADHD的孩子，首先可以看到的是因過動、衝動或注意力不足帶來的困擾減少了。例如，過去一直走來走去、停不下來的孩子，現在卻可以忍耐個幾分鐘。讓孩子一步一步來，先從基本的要求做起，再慢慢強化。

每天有一些小小的改變，日積月累之下症狀就會有所減輕。總之，配合藥物的治療及行為的改變，效果才會更加顯著。

### 有好的表現時要予以讚美

雖然與孩子的對應方式改變了，但基本的教養態度是不變的。孩子有好的表現時給予讚美，做了不對的事則要予以糾正。需要注意的是，讚美孩子要有一致的標準，聲音應和緩而堅定並掌握最佳時機。

**在別人交談時吵鬧不休**

鼓勵！

教導孩子不要發怒，好好聽別人說話。

**可以心平氣和地聽別人把話說完**

鼓勵！

聽到讚美，孩子會記得什麼是好的行為。

**聽完了會回答：「我懂了！」**

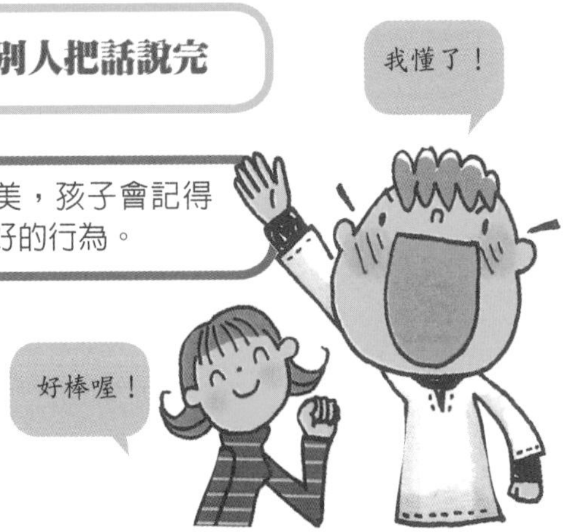

## 立即上手的5個具體對策

治療就從現在馬上可以做的事開始吧！先讓孩子從簡單的開始學起，再慢慢記得較為複雜的事。最初可以從旁協助，盡量不要讓孩子感覺有心理負擔。

### 先從忍耐5分鐘開始

讓孩子學會自我控制，如在教室或餐廳不要走來走去。一開始要求忍耐5分鐘，如果孩子可以做到，再慢慢加長時間。

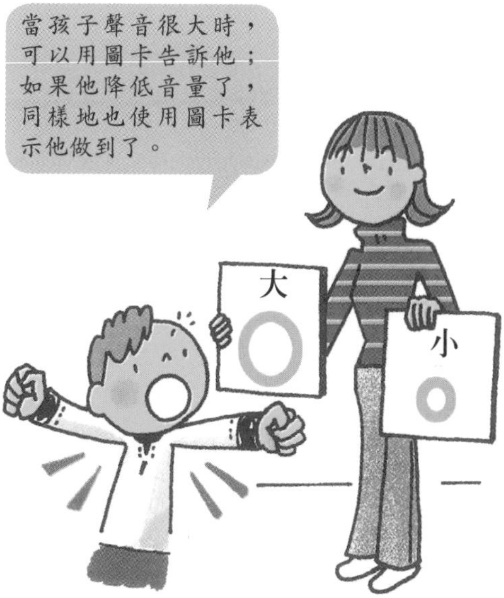
當孩子聲音很大時，可以用圖卡告訴他；如果他降低音量了，同樣地也使用圖卡表示他做到了。
大
小

### 開始時可從旁協助

教孩子做比較複雜的工作或運動時，一開始大人可以從旁協助，讓孩子有成就感。最終目標是，使他可以進步到獨力完成的階段。

### 定期整理雜物

教孩子把自己的物品收拾好。養成把同類的東西放到固定位置的習慣，並定期整理抽屜或玩具箱，這項工作最好由孩子自己完成，大人盡量不要幫忙。

### 控制自己的音量

如果孩子音量總是很大，可以製作代表聲音大小的圖卡，讓他知道自己聲音的大小。有時候孩子並非有意大聲，而是不知道自己的音量很大。

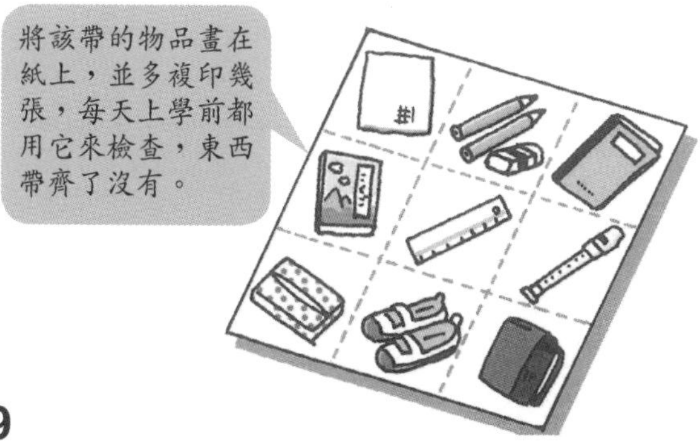
將該帶的物品畫在紙上，並多複印幾張，每天上學前都用它來檢查，東西帶齊了沒有。

### 製作應帶物品清單

把上學應帶的物品用圖畫的方式製作一張清單，出門前一一檢查。如果物品太多，很難一次全部記下來，先從少量、簡單的開始。

療法⑤

# 設定目標，慢慢改變行爲

對應的行爲改變就像藥物療法一樣，要視效果如何決定是否繼續下去。執行時要設定目標，並且要能確實檢核成效。

## 看見成長的成就感

持續進行適切的對應不是簡單的事，如果中途看不到效果，很多人會選擇放棄。為了能夠堅持下去，不妨將孩子的成長記錄下來，朝著目標不斷努力。

孩子在答題時，如果有家長或老師在身邊，比較不會分心。

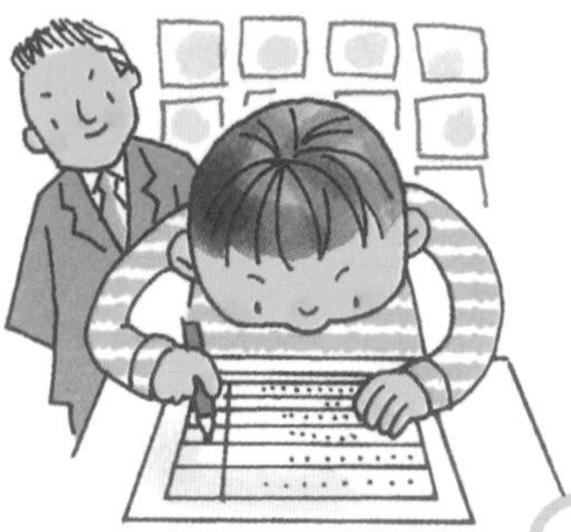

### 記錄時間

記錄寫作業所需的時間，讓孩子定一個目標時間，由他自己安排如何進行。要讓孩子從頭到尾做過整份作業。

### 慢慢增加測驗題數

一開始測驗時題數不要太多，如果孩子可以完成，再增加題數。題目的設計方面，要讓孩子有「我會了」的成就感。

讓孩子自己把成果記錄在評量表上。用可愛的貼紙來表示，可以讓他更樂於學習。

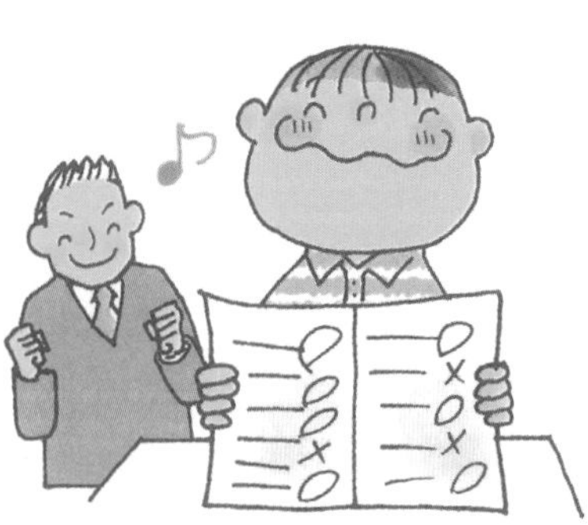

### 成果評量

讓孩子自己做評量表，看看自己在幫忙家事、整理東西或其他正在學習的事情上是否都有進步。孩子的成長會帶給他以及父母成就感，激勵大家繼續努力。

## 強化正面行為 增強執行的意願

行為改變不是一夕之間就能見效的治療法，它需要經過一段時間才能慢慢看到進步；行為改變不像藥物療法會自動發揮效用，它需要抱持著堅強的意志持續地進行，這對家長及孩子來說或許更為困難。

雖然藥物有治療效果，但千萬不要停止繼續執行對應變更。藥物療法雖然便利，但藥效一過又會恢復原狀，所以在以藥物控制症狀的同時，要努力建立良好習慣，才能達到真正的效果。

另外，治療期間最好做記錄，這樣當效果出現時會比較有成就感。孩子有進步時，要記得給予獎勵，如給他可愛的貼紙，以鼓勵他再接再厲。

### 檢核達成度

進行行為改變時，要一邊評估效果，以作為是否要改變對應方式的參考。當孩子可以完成較容易的事，可以慢慢讓他挑戰較難的事。日積月累之下，孩子的能力會逐漸增強、不斷成長。

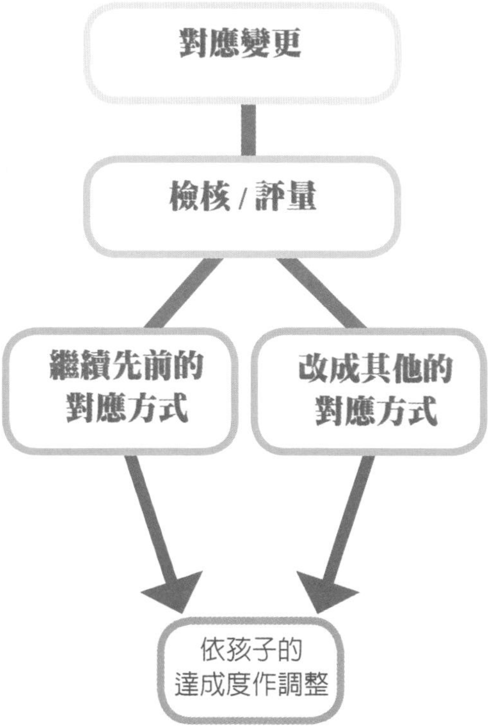
對應變更
檢核 / 評量
繼續先前的對應方式
改成其他的對應方式
依孩子的達成度作調整

### TEACCH是什麼樣的治療法？

TEACCH「自閉症與溝通相關障礙兒童的治療與教育」(Treatment and Education of Autistic and related Communication handicapped Children)，是針對自閉症兒童發展出來的結構化教學法，主要是將孩子需要學習的知識或日常生活自理能力採用結構化教學，也就是將每個步驟分析清楚，讓孩子可以依循相同的方法來達到作業的目的。

若要運用在過動兒身上，則適合伴隨智力障礙的ADHD，因為他們，無法認知理解自己該做的事情，所以採用此教學法，讓孩子可以如接受「軍事管理」般，一個步驟、一個步驟完成自己的作業，加上步驟結構化，連環境也結構化，可減少孩子分心的機會。

用圖案來表示類別，以養成孩子良好的生活習慣。
襪子
上衣

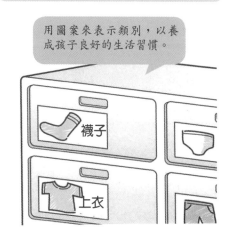

# 創造一個容易集中注意力的環境

ADHD的症狀受到生活環境很大的影響。在雜亂散漫的環境中，很容易引起注意力不集中、過動的行為表現。

## 生活環境的影響比想像中更大

有案例顯示，即使已遵照醫師的指示，努力調整與孩子之間的對應方式，但症狀卻還是沒有改善。如果有這種情形，就需要重新檢視生活環境是否有什麼不利的因子。

電視是不是一直都開著？房間裡是不是到處散落著玩具？在這樣的環境裡不但無法好好學習，還會使注意力不集中的毛病更加嚴重。

如果生活中有引發ADHD症狀的因素，應趕快設法改善，否則會妨礙治療的效果。總之，要使孩子情緒穩定，首先要創造一個氣氛和諧平靜的環境。

### 調整生活環境

檢視一下客廳、房間、學校教室等孩子生活的場所。居住空間的規畫及所放置的物品，都會對孩子的過動行為有所影響。

如果居住空間十分整潔，生活在其中的人也會變得頭腦清晰。

**電視的聲光刺激**

電視的聲光及影像會帶來強烈的視、聽覺刺激，對孩子有很大的吸引力。如果放任不管，孩子甚至會忘了寫作業，所以一定要管制看電視的時間。

**維持桌面整齊**

書桌上只放置必要的文具，如果有其他多餘的物品，會使孩子無法集中於課業上。

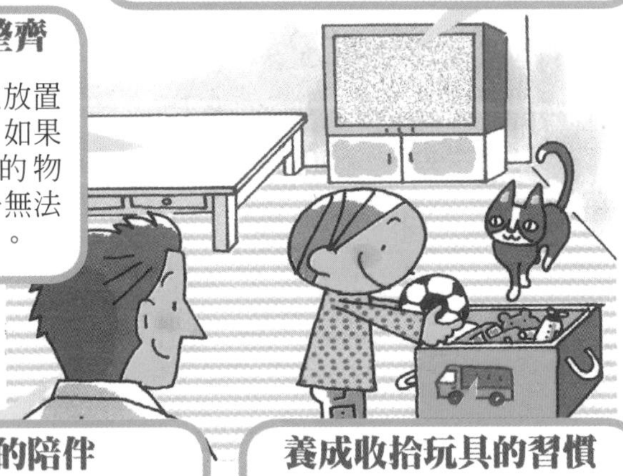

**家人的陪伴**

孩子寫作業或讀書時，大人最好在旁邊陪伴；當孩子分心到別的事物上時，可以發出聲音提醒他要專心。

**養成收拾玩具的習慣**

要把玩具收拾整齊。如果任由孩子玩過以後就丟著不管，他會變得只把時間花在自己喜歡的事情上。

# 調整生活步調

生活空間改善以後，接著要調整生活步調。全家過著規律的生活，孩子自然可以養成良好的生活習慣。

晚上 ← 中午 ← 早上

幼稚園、學校的生活

### 規範就寢時間

太晚睡，隔天一定會注意力不集中，沒有精神。全家都要訂定換好睡衣、刷好牙的時間，養成早睡的習慣。

### 幫忙做家事

大部分的家庭，家事都是由大人做，小孩不必動手；但建議要盡量讓孩子幫忙家事，並且參與討論家中的事，讓他有實際體驗。

### 大家同時起床

大家都在固定的時間起床，不許有人賴床。這樣才有整體感，過著實際的家庭生活。

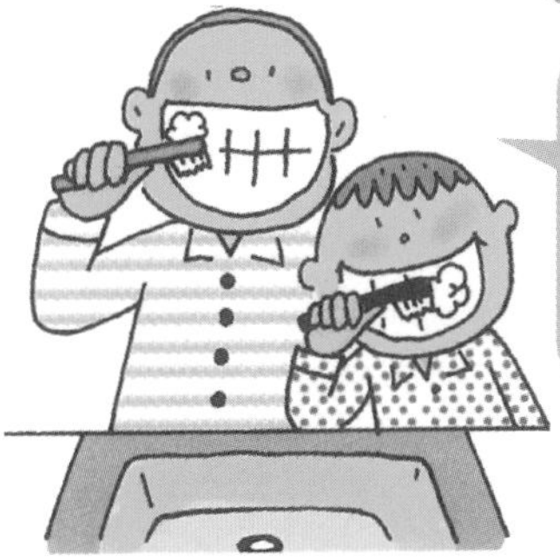
如果孩子們都很晚了還不睡覺，漸漸就會變成固定的生活型態，讓孩子養成早早刷牙、早早睡覺的習慣。

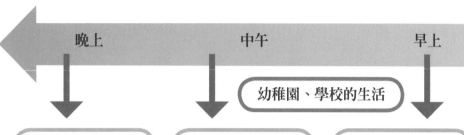

**何時可考慮住院治療？**

- 經常性的情緒暴躁，動不動就和人打架。
- 強烈的衝動性格，有可能會傷害其他同伴。
- 過動、注意力不集中則不構成住院治療的條件範圍。

**如果完全無法改善，需要住院治療嗎？**

當定期門診效果不彰時，有的人會考慮採取能夠徹底改變生活環境的住院治療。但目前在日本並沒有針對ＡＤＨＤ的住院治療。

當孩子有非常激烈的衝動行為，如經常與別人打架，使自己或對方受傷，並且經過多次輔導勸戒還是無法改善，才需要考慮住院接受專業醫師的治療。如果症狀不是非常嚴重，最好是先從改變與孩子的對應方式，調整家庭及學校的環境做起，再配合醫師指示定期回診即可。

**ADHD在台灣**

目前台灣無住院治療的方式。

# 各國的治療方式不同？

## 日本著重先改變對應方式

針對ＡＤＨＤ孩子，有許多種治療法，其中有幾種治療法組合搭配是較為常見的。

在日本，面對ＡＤＨＤ時，醫師會要求家長先改變與孩子的對應方式，並將生活環境調整到對孩子最有利的狀況。

如果盡力後仍然無法改善，醫師才會考慮施以藥物治療，但先前的對應與環境的變更仍要持續進行，並謹慎評估孩子的發展情況。

## 美國、澳洲以藥物治療為主

美國、澳洲、南非對ＡＤＨＤ採用藥物治療的頻率比日本高出許多。在藥物使用上，每個國家的制度不同，有的核准販售利他能，並且作為保險給付用藥。此外，利他能也常與其他藥物搭配使用，期待能藉著藥物療法抑制ＡＤＨＤ的症狀發生。

但是在這些家國裡，由於藥物療法過於氾濫，因而也漸漸出現了正反兩極的意見。

## 歐洲較少使用藥物療法

歐洲正好與美國相反，他們對藥物療法十分謹慎。這些國家對於藥物所產生的副作用及長期服用所引起的弊害深感憂心，因此對藥物使用的控管十分嚴格。

如前所述，針對ＡＤＨＤ的治療，不同的國家會有不同的做法。再者，對某個人有效的方法未必對另一個人有效，因此孰優孰劣也很難下定論。

希望家有ＡＤＨＤ孩子的父母不要被一個又一個的案例弄得無所適從，只要深入了解孩子適合什麼療法，相信它並接受它，才是最好的對策。

### ADHD在台灣

台灣的醫療雖然跟隨美國，但因國情不同，家長對於讓孩子服用藥物的接受度較低。目前針對六歲以下的ADHD或疑似ADHD孩童，多著重於親職教育，讓家長了解ADHD。

# 第五章

## 父母和老師的責任

為了使ＡＤＨＤ孩子能夠健全地成長，
以父母為首的大人們，
有必要深入理解ＡＤＨＤ可能出現的障礙。
家庭成員該做些什麼？學校又該做些什麼？
雙方要相互了解彼此的立場。

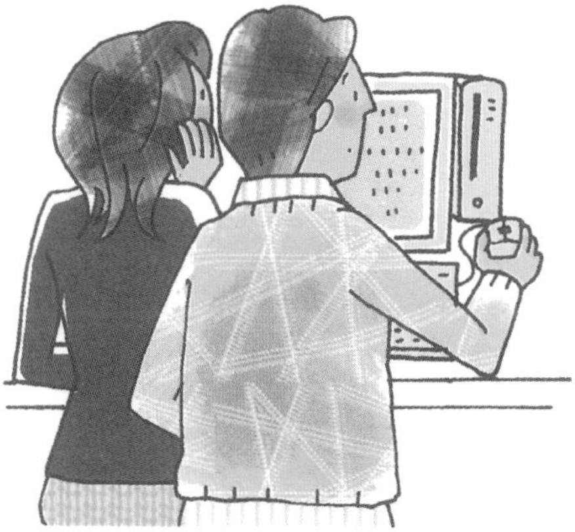

**1**

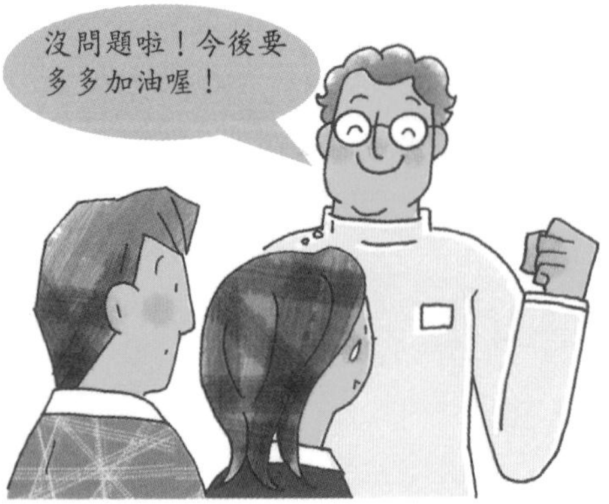
沒問題啦！今後要多多加油喔！

經過和幾位醫師的對談，我們充分了解孩子的狀況以及父母本身該做的事。

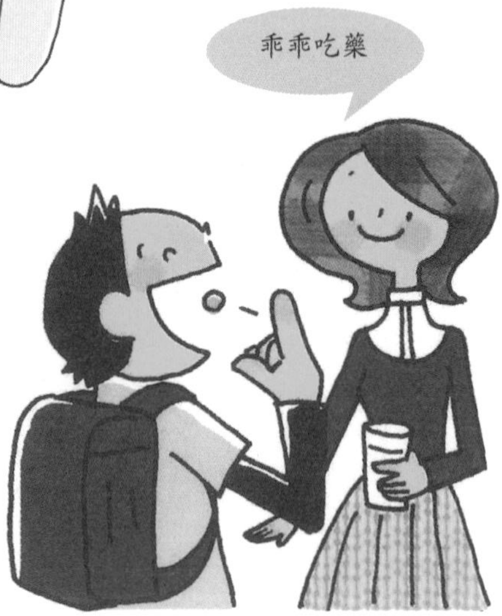
乖乖吃藥

**2**

診斷出來了，我們得到了清楚的說明，並且對治療方式不再搖擺不定。

有進步喔！

**3**

自從我們遵照醫師的指示接受治療或改變對應方式以後，孩子不論是在家或在外，都不再出現不安的現象。

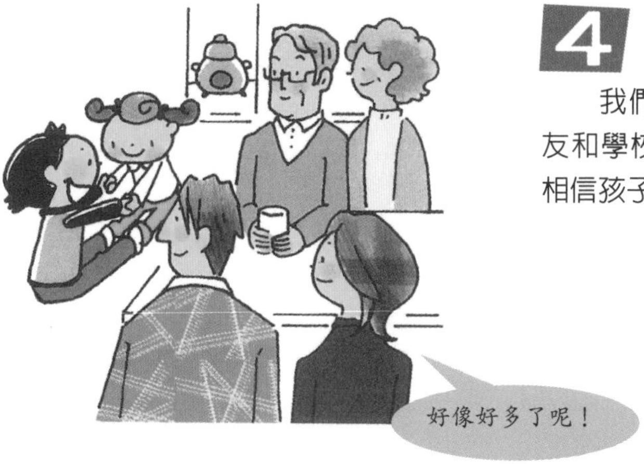
好像好多了呢！

## 4

我們將孩子的狀況告訴親友和學校的老師，希望大家都相信孩子會慢慢地成長。

## 5

和醫生談過以後，我開始考慮如何向周圍的人作說明。醫師給了我幾本小冊子和書。

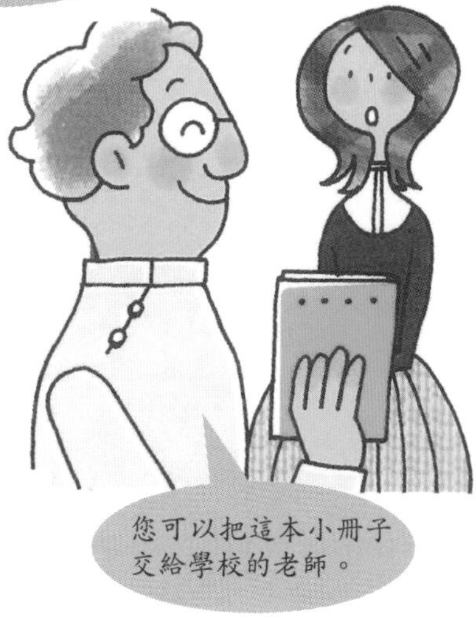
您可以把這本小冊子
交給學校的老師。

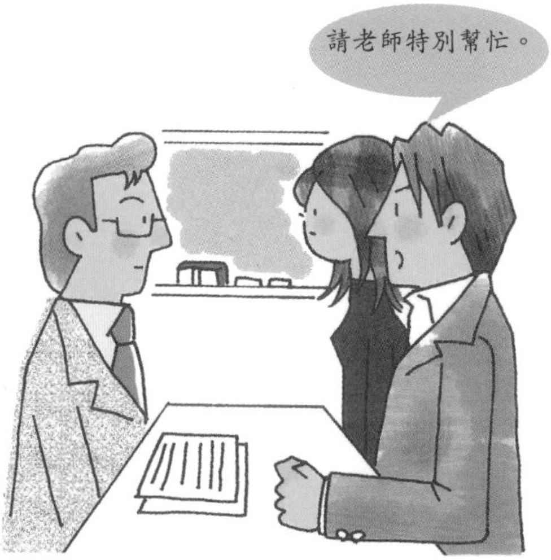
請老師特別幫忙。

## 6

醫師說要創造一個對孩子有利的生活環境，除了我們本身可以做的事，我們也告訴周圍的人，希望大家共同協助。



### 正面對應才能幫助孩子

說到ＡＤＨＤ，很多人都會選擇逃避，但如果周遭的大人們可以正確地對應，孩子一定會漸漸地好起來。

# 了解正確的讚美方式及責備方式

**對於ＡＤＨＤ孩子，父母接受他並肯定他比什麼都重要。要盡量從正面看孩子，發揮讚美的力量。**

## 肯定孩子比什麼都重要

在教養ＡＤＨＤ孩子的過程中，父母最感到困難的就是不知道該如何讚美、肯定孩子。

在發展上有障礙的孩子，無論是課業方面或運動方面都比其他孩子遲緩，也使得他經常會遭到周圍人的否定。如果此時父母又以「你為什麼總是學不會？」來責問，孩子將更進一步產生自我否定。

父母的最大功用就是多肯定孩子，經常讚美他好的一面，讓他感覺自己也有優點，或是請他幫忙做些家事，讓他覺得自己被信賴。當然，如果孩子做了不對的事也要予以責備，但不要太在意一些小錯誤。

### 讓孩子依自己的腳步成長

「希望孩子能這樣成長！」父母預先在腦中描繪出孩子成長歷程的理想狀況是好的，但期望太高對孩子來說卻是十分苦惱的事。因為孩子並不會真的依照大人所期待的方式成長，父母千萬不可過分強制，應該陪伴他一步一腳印地慢慢成長。

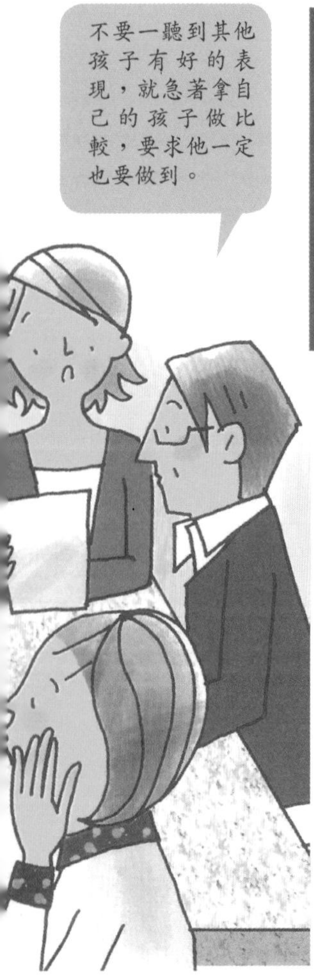
不要一聽到其他孩子有好的表現，就急著拿自己的孩子做比較，要求他一定也要做到。

### 與孩子互動的5條鐵律

1. 父母不可對過分強制孩子。
2. 避免使用語意不明的言詞。
3. 不和其他孩子做比較。
4. 用心體會孩子的挫折。
5. 家人一起朝著目標邁進。

## 與處境相同的人交換意見

有些醫療機構或教育機構會為ＡＤＨＤ孩子的父母舉辦座談會，也有的是由處境相同的家屬自行舉辦的。家有ＡＤＨＤ孩子的父母不妨利用這樣的交流，彼此交換教養孩子的心得。

### 發出指令時

「要努力喔！」「不要拖拖拉拉！」「快一點……」像這樣太過抽象的說法，孩子不容易聽懂眞正的意思。把想傳達給孩子的要求，用具體的詞語說出來，以免孩子產生混亂。譬如，明確說明希望他把事情做到何種程度才對，如「媽媽希望你能在二十分鐘內吃完晚飯」。

### 責備懲罰

「你爲什麼不能安靜點？」這樣責備孩子等於是在否定他。不如改跟孩子說，「你現在想跑來跑去對不對？等一下下了捷運到公園再跑好嗎？」用貼近孩子心理的方式說話才是正確的溝通方式。另外，如果孩子做錯事，也可以用扣貼紙或點數的方式代替懲罰。

### 讚美獎勵

即使是很簡單的事，只要孩子能獨立完成，就要予以讚美；可以提高音量並且握著孩子的手，讓他明確感受到自己被肯定；也可以用貼紙當獎勵，如完成打掃工作或家庭作業時，給他一張貼紙，這樣孩子會更有動力朝著目標努力。

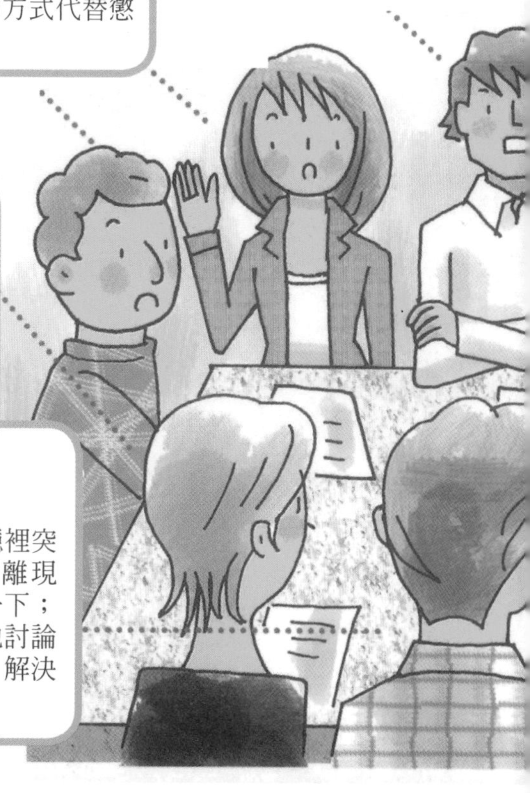

### 強化孩子的興趣

當孩子對某個科目感興趣時請給予鼓勵，以激起他更進一步學習的欲望，使他能由自己擅長的科目開始建立信心，進而慢慢接受其他較弱的科目。

### 亂發脾氣時

如果孩子在教室或是客廳裡突然發起脾氣，應立刻將他帶離現場，讓他一個人靜靜地休息一下；等情緒穩定下來以後，再跟他討論發脾氣的原因，雙方的感受、解決的方法等。

# 如何要求托兒所、幼稚園、學校協助

**如果確定孩子有發展障礙，最好要向老師說明，否則會被當作「問題兒童」，這對孩子是很不利的。**

## 與老師達成共識是很重要的

當父母決定將孩子的狀況告訴托兒所或學校的老師時，最優先要考慮的是，該如何減少孩子在生活上的困擾。

可以請求老師協助，盡量讓孩子避免遭到誤解，或捲入無謂的紛爭。最好將可能的狀況作清楚的說明，使老師能充分掌握孩子的行為。

如果能與老師達成共識，用一致性的方式對待孩子，治療的效果會更加顯著。此外，還要請老師將孩子在學校裡的表現告知家長，以便了解孩子出現了哪些狀況。

### 請求校方的協助

帶孩子看過醫生後，如果被高度懷疑有ＡＤＨＤ時，最好要向學校老師清楚說明孩子的狀況。為了提高治療效果，請務必請求校方給予協助。

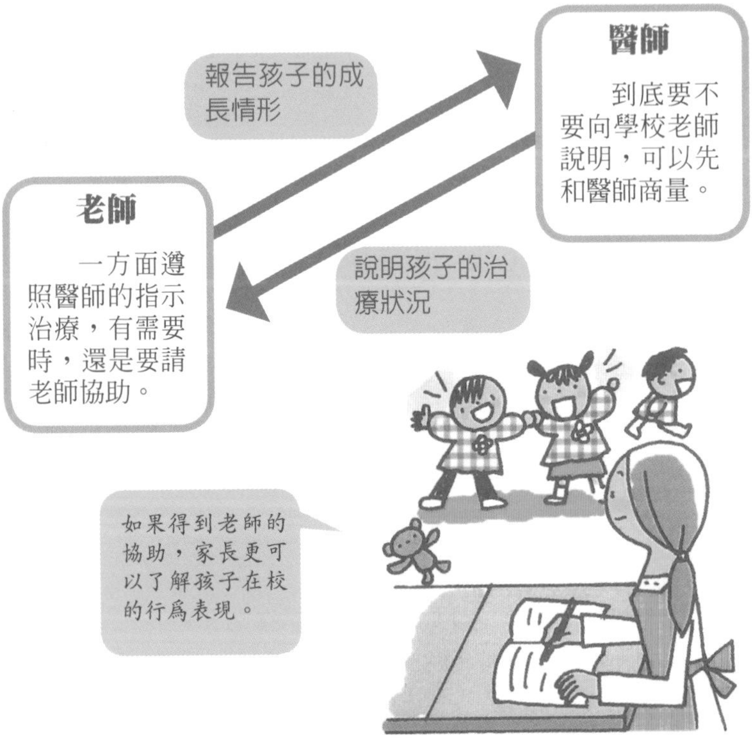
醫師
到底要不要向學校老師說明，可以先和醫師商量。
報告孩子的成長情形
老師
一方面遵照醫師的指示治療，有需要時，還是要請老師協助。
說明孩子的治療狀況
如果得到老師的協助，家長更可以了解孩子在校的行爲表現。

## 清楚說明比較好嗎？

　　為了不讓孩子遭到誤解，不妨適度地說明孩子的狀況。譬如，向老師解釋孩子不是故意要在課堂上走來走去，或是向老師表達希望他如何對待孩子等。但要注意的是，老師本身得要能夠對發展障礙有所理解，不然孩子容易反抗、需要服藥等狀況，反而會引起老師的擔憂。

### 托兒所

　　孩子從早到晚都待在托兒所裡，會和他接觸的除了班上的老師，還有其他相關人員，因此有必要向大家都說明清楚，並且可以從更多人的口中得知孩子白天的狀況。

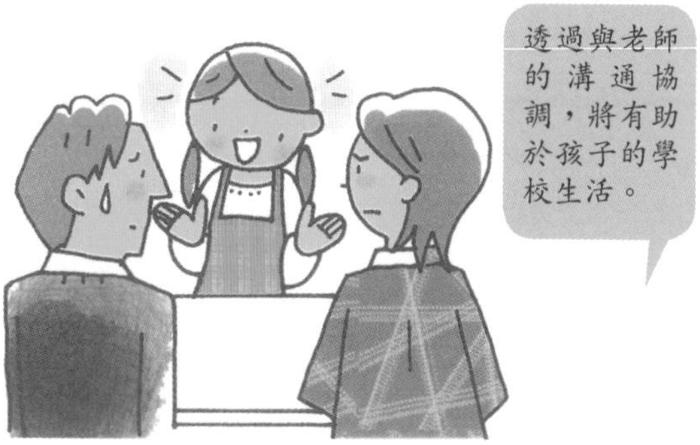
透過與老師的溝通協調，將有助於孩子的學校生活。

### 幼稚園

　　一定要讓孩子班上的老師知道如何與孩子對應，也請老師告訴家長孩子在園裡的表現。此外，最好也同時讓其他老師了解。

### 班導師

　　向孩子的班導師詳細說明狀況，並請老師在座位的安排上、課業的指導上能夠多費心。

### 教育諮詢機構

　　如果和幼稚園或學校在溝通上遇到困難時，可以向各縣市教育局特教科請求協助，聽聽他們的意見。

### 學校

　　可以與孩子班導師以外的人，例如，特教班老師或輔導老師討論，必要時也可以請他們協助。

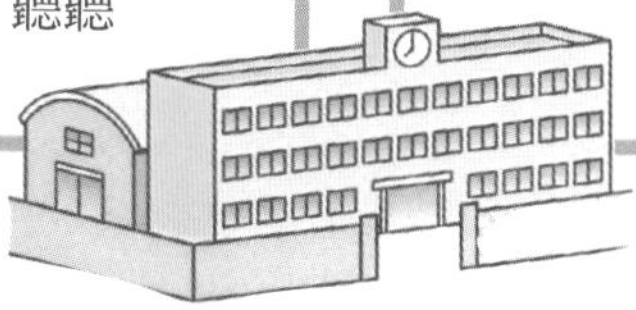

### 轉學可以改善狀況嗎？

　　雖然學校生活對孩子有很大的影響，但對ＡＤＨＤ孩子來說，學校生活並不是引起障礙的原因。孩子之所以會有一些偏差行為，是由於腦功能不全，至於其他因素究竟會影響到什麼程度實在很難說。

　　轉學可以讓孩子換個新環境，但不能保證情況一定可以改善，所以最好是不要用這種方式來期待治療效果。此時應該做的是，冷靜地看待孩子的症狀，改變與他的對應方式，並諮詢有關這方面的專業醫師，培養他正確的習慣。

# 手足之間的對應也要注意

**如果家中的ＡＤＨＤ孩子還有其他兄弟姊妹時，父母應該讓孩子們知道如何改變彼此的對應方式。**

## 最重要的是不要比較

家中只要有一個ＡＤＨＤ孩子，手足之間的互動方式就會有所不同。此時，千萬不要拿ＡＤＨＤ孩子的表現與其他兄弟姊妹做比較，並因此而責備他，這樣反而會刺激他使症狀加劇。

### X 不要特殊待遇

- 特別關注ＡＤＨＤ孩子，但對其他孩子採放任主義。
- 將ＡＤＨＤ孩子與其他手足分開照顧。
- 需要輪流等待時，總是以ＡＤＨＤ孩子爲優先。

### O 不要做比較

- 讓ＡＤＨＤ孩子與全家人一同行動。
- 讓孩子做些稍難的運動和家事。
- 讓每個孩子都有與父母一對一對話溝通的機會。

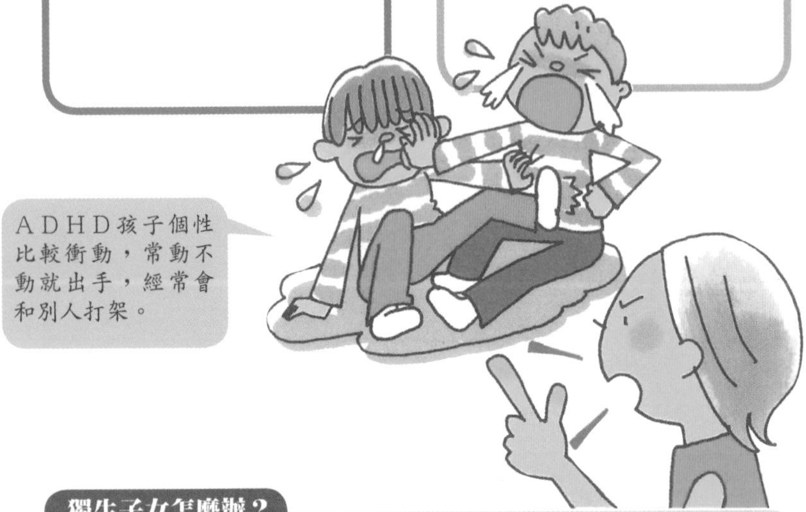
ＡＤＨＤ孩子個性比較衝動，常動不動就出手，經常會和別人打架。

### 獨生子女怎麼辦？

由於獨生子女沒有其他兄弟姊妹，所以沒有手足互動的問題，但也正由於家中只有一個小孩，所以可能會有被寵壞的問題。

獨生子往往會受到過多的照顧，因此性格上比較不能忍耐，還有就是會忘記自己該做的事。父母要避免對ＡＤＨＤ獨生子過度保護，並為他多多建立與同伴接觸的機會。

## 化解手足之間的對抗意識

家中有兄弟姊妹當然會有更多的機會切磋琢磨，但是如果其中有ADHD的孩子，往往彼此之間就會產生一些對抗意識，而且ADHD孩子性格比較衝動，這也是手足之間容易吵架、打架的原因所在。

此時父母就要設法讓其他的手足理解ADHD的狀況，以減少紛爭；一方面積極地使ADHD孩子能夠自立，另一方面要求其他孩子多體諒、協助。

## 請較大的孩子一起幫忙

ADHD孩子會藉著與兄弟姊妹說話和互動，學習如何與人溝通，這對他的成長以及症狀的改善都有很大的影響。

父母要盡量讓孩子們共處，包括整理房間、讀書、寫功課、學習各種禮儀等，創造一個可以互相學習的環境。

### 兄弟姊妹要互相協助

豐富的社交經驗對ADHD症狀的減輕有很大的幫助。因此，要讓孩子盡可能地與他人接觸，這對他來說是很重要的。在家裡時，父母也要多製造機會，讓他和兄弟姊妹一起玩。

**有年幼弟妹**

就算是一般家庭，也有年幼的弟妹在讀書、運動方面超過年長兄姐的情況。如果家中有ADHD孩子時，更不可拿他與弟妹相比，並且要告訴較小的孩子有關ADHD的特徵，讓他們能有所理解。

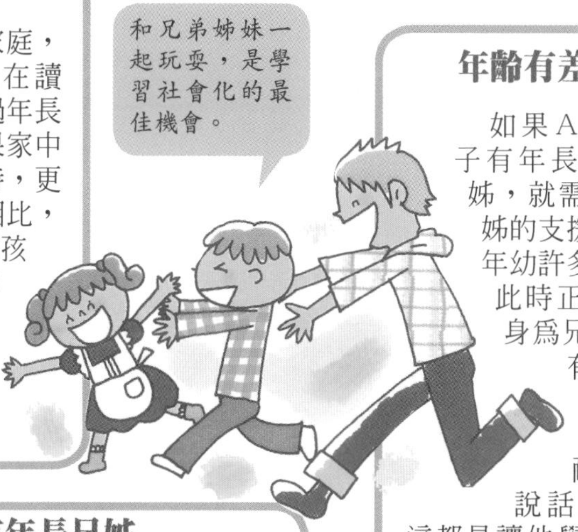
和兄弟姊妹一起玩耍，是學習社會化的最佳機會。

**年齡有差距時**

如果ADHD孩子有年長許多的兄姊，就需要來自兄姊的支援。如果有年幼許多的弟妹，此時正可以教他身為兄姊應該要有的包容、照顧弟妹等能力，耐住性子說話或聽話，這都是讓他學習自我控制的好機會。

**有年長兄姊**

告訴年紀較大的孩子如何在治療上給予支持，並說明ADHD的症狀及正確的對應方式。

# 讓周遭的人更理解孩子

**ＡＤＨＤ孩子很容易讓人認爲性格暴躁易怒。父母的責任之一就是消除周遭人的誤解，讓他們了解，孩子並非他們所想像的那個樣子。**

## 務必讓周遭人理解

ＡＤＨＤ是一種很容易遭人誤解的障礙。孩子的行為舉止常不受規範，性格上也有許多與眾不同的地方，更嚴重的是經常惹麻煩，招來抱怨……，這些都會使孩子的身心產生其他衍生問題。

最具代表性的問題是，與人互動時會有恐懼不安的溝通障礙及情緒障礙，以及反抗周圍環境的「對立反抗障礙」。簡單來說，就是心理上的負擔所產生的症狀。

要防範這些障礙，首先就要消除孩子的困擾，並向周圍的人說明孩子的情況以消除他人對孩子的誤解，雖然十分費神，但絕對是孩子成長不可或缺的支持。

### 地域社會對ＡＤＨＤ具有改善的力量

發展障礙是很容易受生活環境影響的障礙，家庭與學校自不待言，而不同社會文化依對應方式的不同，對孩子的成長也會有不同的改變。

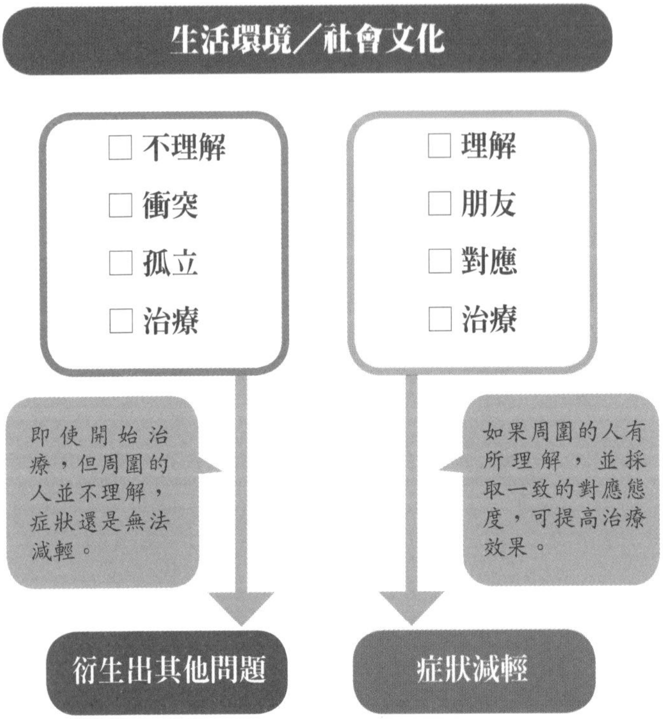
生活環境／社會文化
□ 不理解
□ 衝突
□ 孤立
□ 治療
□ 理解
□ 朋友
□ 對應
□ 治療
即使開始治療，但周圍的人並不理解，症狀還是無法減輕。
如果周圍的人有所理解，並採取一致的對應態度，可提高治療效果。
衍生出其他問題
症狀減輕

## 如何回應誤解和疑問

對ＡＤＨＤ不了解的人，常會將這樣的孩子看作是愛搗蛋、不喜歡學習的問題兒童。如果任由孩子遭到誤解，他是無法順利成長的。如果感覺周圍的人有所誤解或抱持著疑問，請盡量給予說明。

### 該去住院吧？

向旁人說明孩子是因爲發展上有障礙，才會出現那樣的舉動，如果改變生活習慣症狀是可以改善的，只有在情況很緊急或家人無法照料時才需要住院治療，孩子本身並沒有太大的問題。

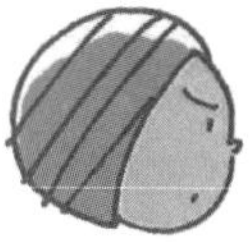

### 是危險人物？

由於性格衝動，很容易就出手打人。雖然孩子不是惡意要這麼做，但父母不可讓孩子以此爲理由逃避責任，行爲有錯時還是要向人道歉，並且要告訴孩子打人是不對的。

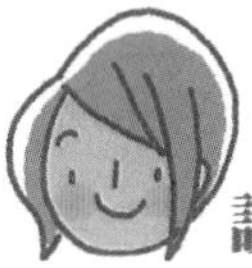

### 該去上「特教班」？

「特教班」是專爲發展障礙的孩子設置的，班級人數較少，通常依學生的需求設計課程，並與家長做密切的聯繫。由於每個孩子的症狀輕重不同，是否需要進入特教班需要謹慎評估。

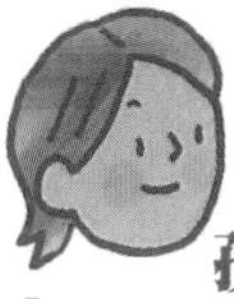

### 孩子的教養很差？

發展障礙的原因並不是教養上出了問題。雖然症狀的嚴重程度會受到教養方式的影響，但這絕不是唯一的因素。教養和性格不是問題所在，而是由於腦功能不全，最好向周遭人說明。

**ADHD在台灣**

ADHD學生在台灣平時多半在普通班上課，每週僅有幾堂至資源班接受指導。

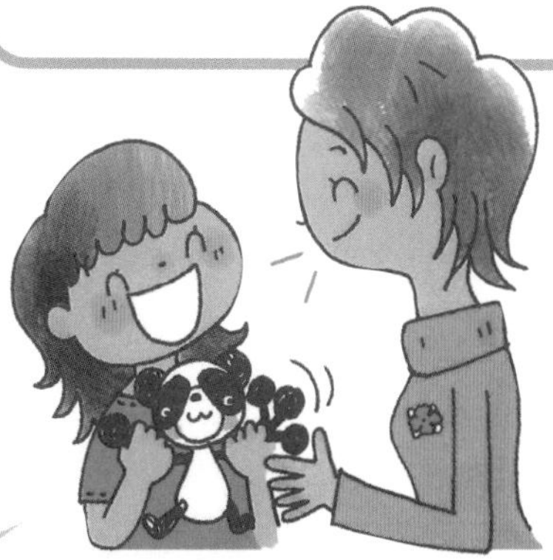
讓別人知道孩子在家都很乖，
並不是隨時都有狀況發生。

# 創造一個能讓孩子專心學習的環境

**爲了給ADHD孩子一個能夠順利成長的空間，學校的責任確實十分重大，其中教室的使用方式尤其需要特別注意。**

## 如果環境改善可以減少過動情況

學校一旦接受ADHD孩子入學，它便應負起不同於父母的責任。其中最重要的就是大家應深入了解ADHD的症狀和治療法。譬如，孩子為什麼沒辦法安靜地坐在自己的座位上？這種情況下該如何處理？當孩子有所改進時又該如何處裡？

充分理解障礙的成因並提供適當的教育支援，是學校能給孩子的最大協助。

如何使教室成為一個可以讓孩子專心學習的場所、如何安排特殊孩子的座位，創造出讓孩子順利成長的環境，可說是學校應盡的責任。

### 學校生活影響孩子的發展

對孩子來說，與幼稚園或學校老師在一起的時間，存在著重要的意義。孩子會因為很擅長某個科目而增加自信？或是因為經常製造困擾、惹人討厭而不安？兩種截然不同的經驗，對其發展有很深遠的影響。

如果可以給孩子一個能專心學習的環境，問題自然會減少很多。

### 與孩子互動的5條鐵律

1. 不要替孩子貼上問題兒童的標籤。
2. 幫助孩子找到感興趣和關心的事。
3. 不要硬性求回答問題或考試達到標準。
4. 不要給孩子特殊待遇。
5. 責備時要用適當的方式。

## 減少會使孩子分心的陳設

站在老師的立場，能為孩子做的事情之一就是將教室環境整理得井然有序。把會降低注意力的物品收起來，不要在牆面上貼太多圖案或海報，用心經營出一個能讓孩子集中注意力的空間。

### 1 將座位安排在前方正中間

如果是坐在教室後方，因爲可以看到教室內同學的一舉一動而容易分心，也比較有機會搗蛋。另外，如果坐在靠窗的位置，也容易被窗外景物所吸引，這些都要盡量避免。

### 2 活用黑板

盡量將上課的內容畫或寫在黑板上，讓孩子除了聽以外，還可以藉著視覺刺激來加強學習效果。不妨在擦黑板前，問一下動作較慢的小朋友，都看清楚了沒有。

### 3 講課時使用道具

上課時可多利用卡片或道具，例如，用大的量角器讓孩子看出角度，以便使孩子對數學問題有更具體的了解。

### 4 盡量減少必須攜帶的物品

如果每天都要帶很多東西上學，難免會使孩子產生混亂。不妨將幾個科目的筆記都集中在同一本本子上，並規定好起始和結尾的地方，這樣就單純多了。

### 5 考試時站在固定的位置

考試時，爲了使孩子專注於解題，老師只要固定站在可以觀看整個教室的地方即可，不要走來走去發出聲音，以免使孩子分心。

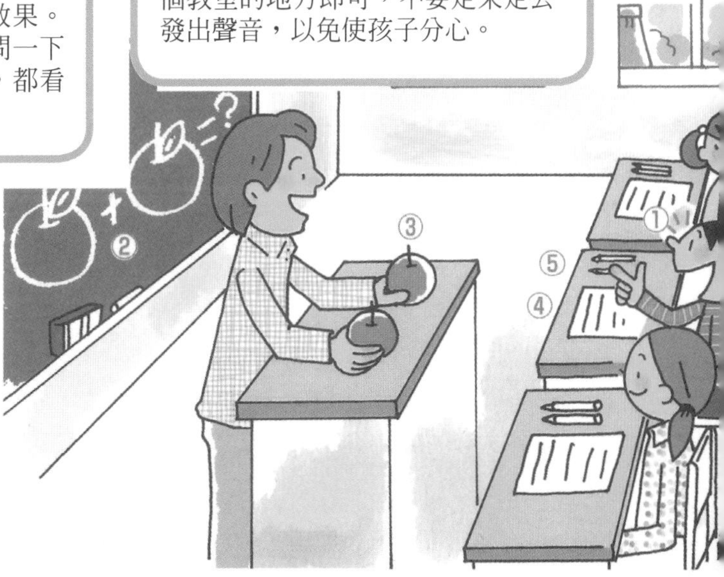

## 老師的責任②

# 防範孩子打架和欺負弱小

**發展障礙的孩子由於動作控制協調的能力較差，很容易引起衝突。老師應指導班上的孩子互助互愛，讓每個人都融入群體。**

### 孩子與人衝突的原因大多是因被誤解

ADHD孩子常會在課堂上走來走去，或衝動地破壞東西。這樣的舉動伴隨而來的是噓聲和抱怨，大家不理解，他為什麼會一再製造麻煩。

如果行為一直持續，會受到周圍人的排斥，甚至成為被欺負的對象。為了對抗同伴的欺負，ADHD孩子有時會反過來對別人施暴，變成欺負別人的角色。

此時如果改變對應的方式和適當的開導，應可以減少令人無法理解的行為。此外，老師應告訴其他小朋友該如何幫助同學，只要彼此之間多了解、問題及衝突減少了，自然可以防範打架和欺負弱小等情形發生。

### 妥善處理爭執

無論班上有沒有發展障礙的孩子，小朋友之間即使只是小小的爭執，老師都不可置之不理，不然最後很容易演變成互相打架或是欺凌弱小的事件。

**運動能力差，跟不上同伴**

上體育課時常跟不上同伴，被貼上運動白癡的標籤。

**因爲成績和語言遲緩經常被同學取笑**

如果孩子被指出有學習障礙或語言發展遲緩，並因此而被戲弄嘲笑，會加重他的焦慮不安。

**衝動地反抗**

被別人欺負或是遭到取笑時，就會衝動地出手打人。

**大人過度保護導致差別待遇**

如果被大人特別呵護，會引起周遭人的反感。

**打架被欺負**

ADHD孩子常會和人打架或被人欺負，老師和家長要特別注意。

## 從衝突中增加社交經驗

孩子和同伴打架以後，轉班或調動座位並不能真正解決問題。請老師告訴打架的小朋友這是不對的，下次要改進並告知解決問題的辦法，如輪流、事先說明等。

### 學習社會性的好機會

在症狀減輕之前，和別人發生衝突是免不了的；但這也不失爲鍛鍊人際關係的機會，請老師耐住性子教孩子與人相處之道。

### 分辨他與同儕的異同

每個人擅長的事不盡相同，請老師教導孩子，雖然自己不擅長但也不能放棄。另外，自己不喜歡做的事也不可以推給別人。

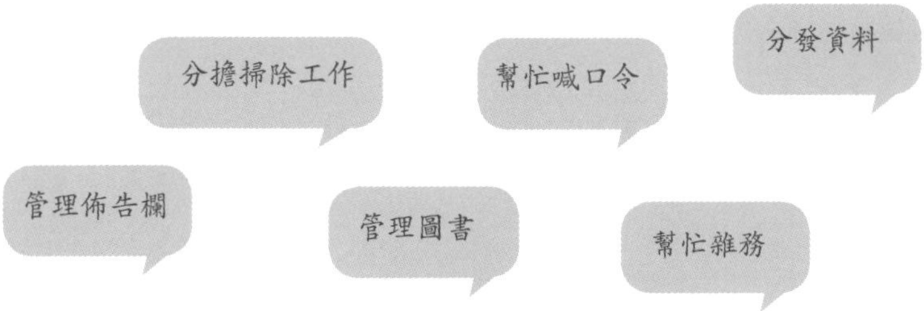
分擔掃除工作
幫忙喊口令
分發資料
管理佈告欄
管理圖書
幫忙雜務

### 增加服務經驗，培養社會性

為了讓ADHD孩子能夠融入群體，讓他分擔一些班上的工作是個很好的方法。

譬如，早上的課堂開始前由他喊口令、幫老師發通知單或資料、管理教室裡張貼的佈告等。總之，班上的事盡量讓他參與。

藉著擔任班級某些工作的角色，可以增加他與別人溝通交流的機會，使他更順利地融入群體，增加自信。

另外，同學看到他認真努力的樣子，也會對他多一份包容和信賴，這對社會性的養成有很大的幫助。

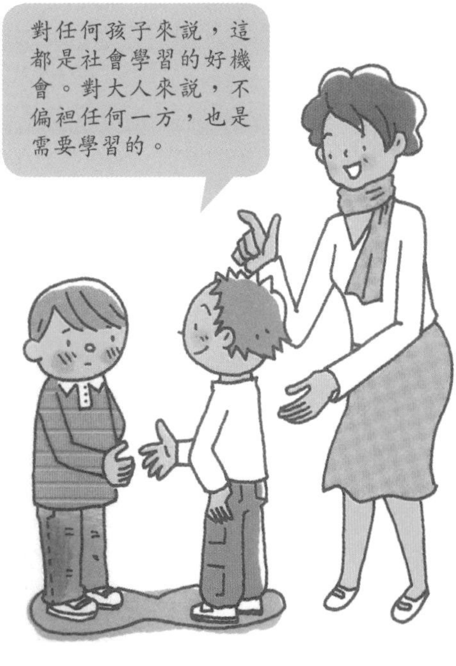
對任何孩子來說，這都是社會學習的好機會。對大人來說，不偏袒任何一方，也是需要學習的。

# 和孩子說話時應注意的事

**以老師的角色而言，和父母與孩子說話時比起來，需要注意的地方有所不同，特別是在教學時更需要費心。**

## 與其事後責備不如預先防範

作為一位老師，和孩子說話時應注意的地方，基本上與家長的說話方式並無太大不同。

簡單來說，就是多讚美、少責備。就算孩子有什麼需要糾正的地方，也不要高聲怒罵，最好的方式便是能夠預先導正孩子不好的行為。

但是除此之外，老師還會被賦予其他的責任，尤其有關教學方法上需要注意的地方。ADHD孩子很多合併有學習障礙，這種情況下，讀書、寫字、計算都需要從頭教起；如果孩子連最簡單的都不會，就暫時不要加深問題的難度，而要發揮耐心，從最基礎的開始一步一步教起。

### 教導／讚美／責備方式

不要過分輕聲細語或態度軟弱，只要謹守與孩子說話應有的原則，堅定而和緩即可。最基本的，就是不要激烈地怒罵孩子。

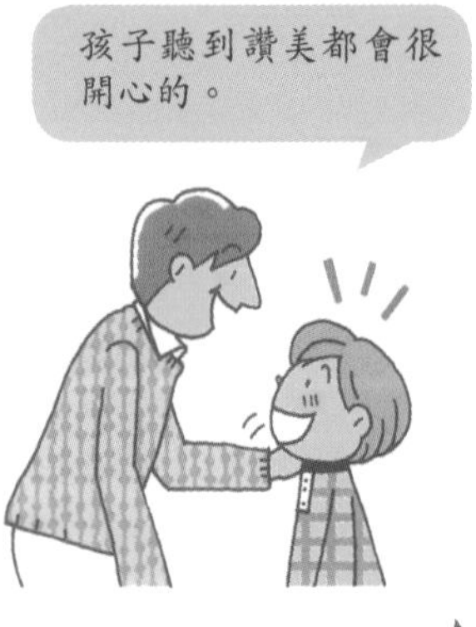


**教導要具體**

發出的指令要具體明確。「時鐘的針指到12時就回到座位上」、「跑到白線時就停下來，來回三次」，用一聽就懂的簡短句子說出要孩子做什麼。

教過以後，看看孩子有什麼改變。

**責備**

如果孩子還學不會，就再教簡單一點。如果課堂中孩子突然吵鬧不休，請老師先忍住氣，問問看孩子怎麼了。

**明確地讚美**

如果所教的內容孩子都會了，請老師高聲地讚美他。就算最後沒有完全做對，找找看中間是否有做對的部分，還是可以給予鼓勵。「只扣了兩分而已喔！」、「你已經做對了兩次呢！」用很明確的語詞指出孩子的學習成果。

## 讚美後應注意的事

當孩子被讚美後出現不愉快的情緒，那表示他並不期待被讚美。譬如，大人看到孩子有好的學習表現，給予讚美後又立刻拿出新的練習題強迫他做，那麼他根本感覺不到自己做了什麼值得獎勵的事。

### 讚 美

**X 要孩子學習更難的課程**

「這些你都會了，再來學些新的……」這樣會引起孩子的負面情緒。如果孩子已經達到預定目標，應暫時告一段落。

**O 讓孩子遊戲或運動**

當孩子把課程或作業都順利完成，可以讓他做些自己喜歡的事，這樣會促使他繼續努力以得到好的獎勵。

### 責 備

**X 處罰後又取悅孩子**

大人不要罵過孩子後，覺得孩子會傷心難過，回過頭來又加倍疼惜，用遊戲和褒獎來取悅孩子；這樣會讓他以爲做了錯事也沒關係，反正大人並不會眞的責罰他。

**O 犯了錯就讓他獨處**

用簡單易懂的話講完道理後，要讓孩子獨自反省。這樣他會知道如果做了不對的事就得孤單一人獨處，以後自然會自我警惕。

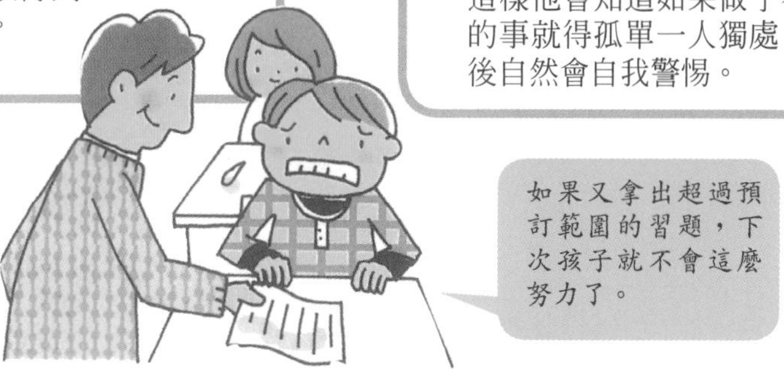
如果又拿出超過預訂範圍的習題，下次孩子就不會這麼努力了。

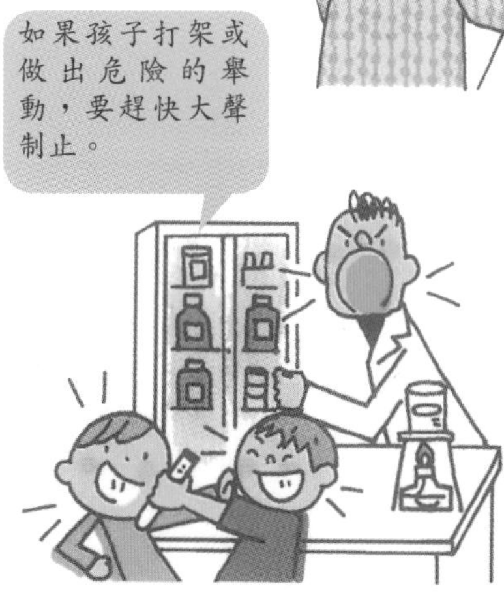
如果孩子打架或做出危險的舉動，要趕快大聲制止。

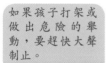

### 對暴怒的孩子可施以體罰嗎？

當ＡＤＨＤ孩子四處走來走去、暴躁不安時，一開始可以用聲音喝止，並以明確的態度對孩子說「你這樣走來走去是不對的」。

如果孩子聽到了但還是繼續下去，可以考慮用肢體的力量使他停下來。如果此時他因為更加暴怒而可能使自己或他人受傷的話，就要趕快制止他。

責備孩子時，以敲頭作為體罰，或是立刻用大人的力量去制服他都是不好的。不過，最重要的是要避免孩子發生危險。

# 向學校的輔導老師諮詢

## 很多學校都有輔導老師，他們可以幫助學生解決哪些心理方面的問題呢？

### 學校裡有許多可以提供協助的人

簡單地說，學校的輔導老師就是常駐在學校、專門幫助學生解決心理問題的人。除了輔導老師外，學校裡還有許多可以提供協助的人，如班導師、特教班老師等，心理上有困擾時可以找他們談談。

此外，特殊教育系統也會提供類似的協助。有的特教系統是將資源班、特教班和普通班的課程並行（即融合教育），讓有障礙的孩子除了在普通班上統一的課程外，同時也在特教班依個人能力學習支援課程。

學校方面會向父母們說明特殊教育的內容，並聯合醫師和教育機構一起支援孩子的學習。

### 學校裡的諮詢窗口

學校的輔導老師是解決學生心理困擾的專家，一般是納入學校教職員的編制。無論是父母或班級老師，有教育方面的問題都可以找他們諮詢。

**輔導老師**

在聽取父母、孩子、班級老師的說明後，輔導老師會根據專業知識提出對策。

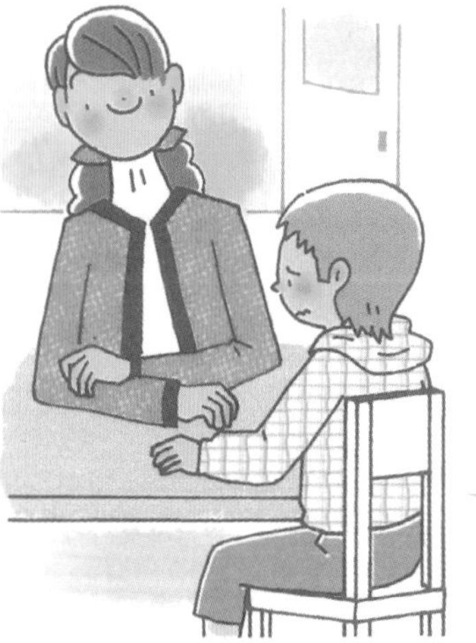

駐校輔導老師不但具有專業知識，給人信賴感，也因爲固定在學校裡服務，很方便家長諮詢，孩子也不會感到陌生緊張。

**輔導老師的二大功用**

1. 提供諮詢服務（與父母、班導師對談）。
2. 提供整合意見（有關教育方面的建言、指導）。

# 各種支援體系

解決學生心理困擾的除了心理輔導老師外，還有其他許多人或單位可以提供協助，譬如，醫師、班導師等。大家一起攜手合作，能使孩子更順利地成長。

### ADHD在台灣

ＡＤＨＤ學生是以嚴重情緒障礙的這個類別納入特教法，並參加鑑安輔機制。

### 醫師

從所有與孩子相關的人的報告中，提出最佳的治療法，並根據孩子的改變隨時修正。

### 老師／學校

反覆與導師對談討論，找出與孩子最佳的對應方式。

### 特教班／資源班老師

當孩子因壓力導致身心失調或躁鬱不安時，提供正確的處理方法。

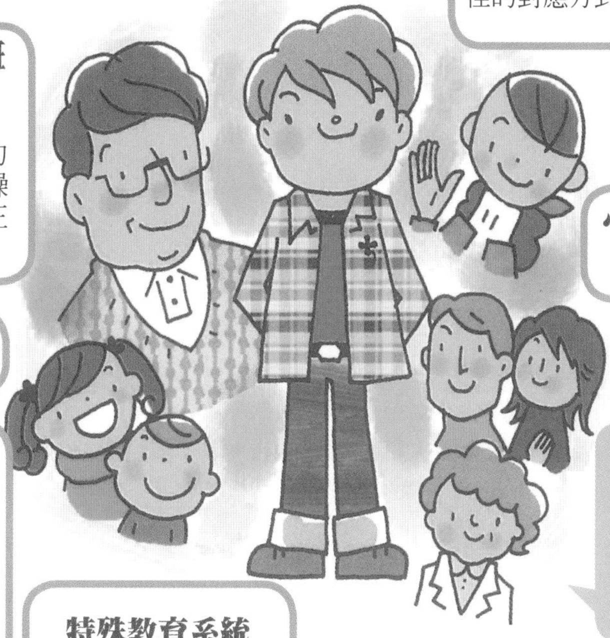

### 心理輔導老師

### 保育人員

### 家長會

當老師、父母、孩子及其周圍的人立場不一致時，以第三者的身分做協調。

在所有相關人員通力合作下，相信孩子一定可以安心地成長。

### 家人親屬

向所有與孩子日常生活相關的人說明狀況，取得大家的理解。

### 特殊教育系統

當孩子對普通班課程感到吃力時，以小班制的型態，提供每週數小時的補強教育，不同的學校做法也有所不同。

### 特殊教育的功用

讓有語言障礙、聽障或是有輕微身心障礙的孩子在一起接受教育，稱為特殊教育。

在這個教育體系中，可以依照孩子障礙的不同給予適當的教育。孩子每週有幾個小時接受這樣的教育，其他時間則仍然接受普通教育，其主要功用是讓有障礙的孩子補強學習。

# 雖然進展很慢，但一直不斷向前

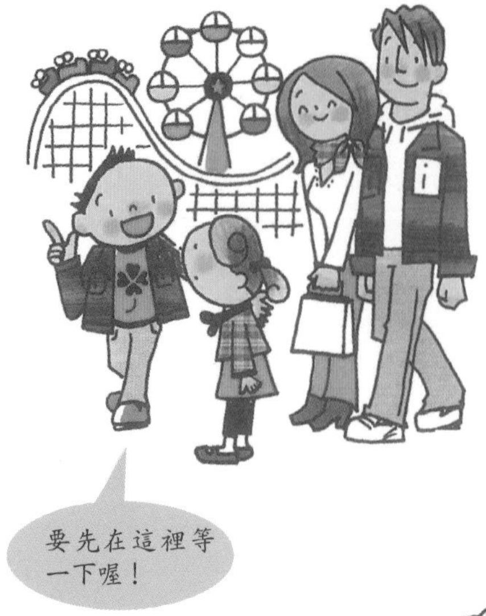
要先在這裡等一下喔！

## 1

兒子無論在說話方面、生活常規方面，都比以前進步許多。他還會教導妹妹禮儀，兄妹倆也可以在一起學習了。

## 2

學校老師現在能以正面的眼光看待孩子了，過去他常為了不知如何是好而深感困擾。

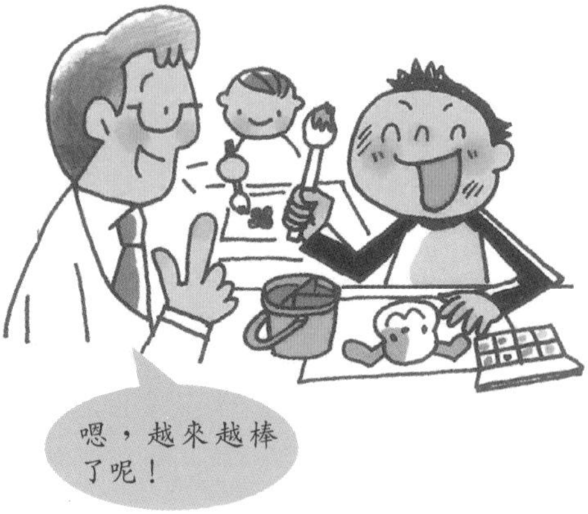
嗯，越來越棒了呢！

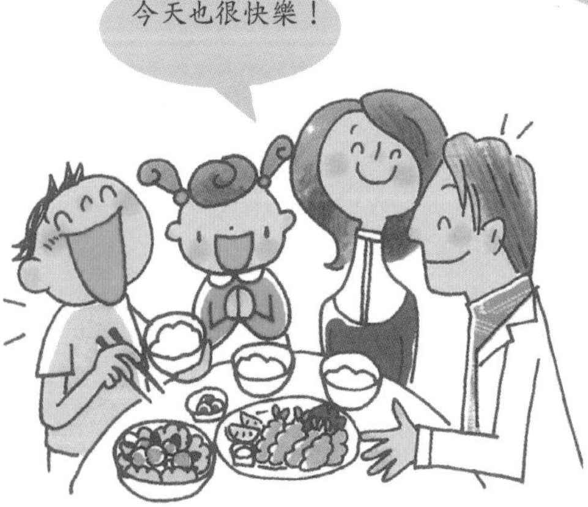
今天也很快樂！

## 3

雖然進步的速度很慢，但我們都向著更美好的明天邁進。只要孩子有一點點成長，我們都會很高興，這也是我們更加努力的動力。

### 勇敢面對就有收穫

只要不安的情緒降低了，一切都會好轉的。沒有什麼解決不了的問題，只要勇敢面對ＡＤＨＤ，所有的困難都能迎刃而解。

# 附錄

## ADHD相關資源

網路上的資訊與資源

輔導機構與聯絡資訊

大專院校特教中心聯絡資訊

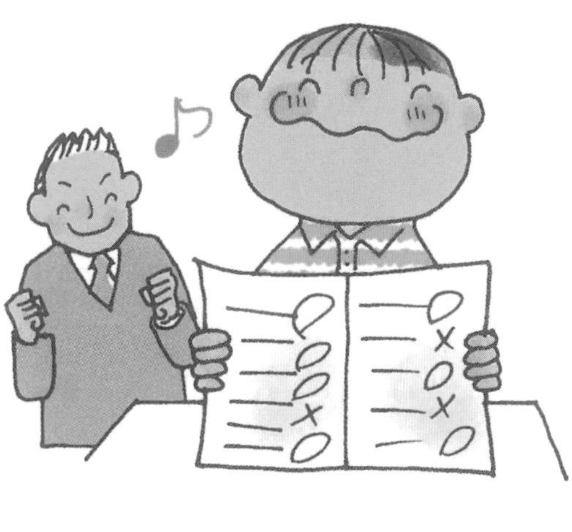

## 網路上的資訊與資源

ADHD注意力不足過動症資訊網
http://www.adhd.club.tw/

教育部特殊教育通報網
https://www.set.edu.tw/

全國特殊教育資訊網
http://www.spc.ntnu.edu.tw/site

有愛無礙Family
http://www.dale.nhcue.edu.tw/

身心障礙學生職業教育資源網站
http://www.cter.edu.tw/

阿寶的天空-國教署特教網路中心
https://www.aide.edu.tw/

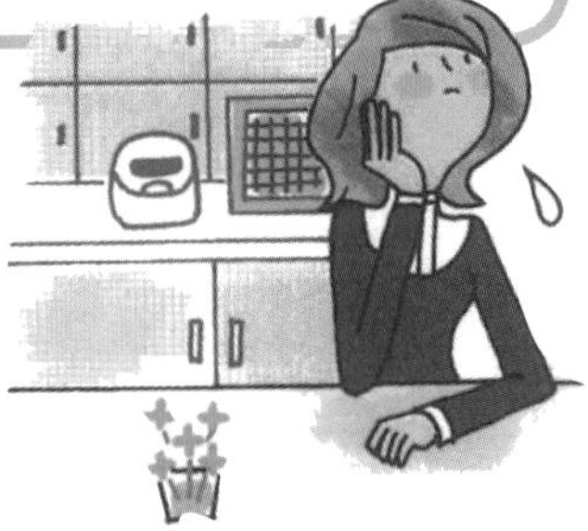

# 輔導機構與聯絡資訊

### 中華民國學習障礙協會

電話：02-2736-0297、02-2736-4062
地址：臺北市和平東路三段36號11樓
E-mail：ocd00229@ms36.hinet.net
http：//ald.daleweb.org/

### 臺灣學障學會

電話：049-2912151轉2012、0918-671-035
地址：高雄市苓雅區和平一路116號
（國立高雄師範大學特殊教育中心內）
E-mail：taldadm@gmail.com
http：//140.127.41.73/TALD/

### 臺灣赤子心過動症協會總會

電話：02-2736-1386
地址：臺北市和平東路三段391巷20弄27號
E-mail：adhd@ms45.hinet.net
http：//www.adhd.org.tw/

### 高雄市注意力缺陷過動症協會

電話：07-251-2291
地址：高雄市前金區前金二街5號
E-mail：khadhd@ms45.hinet.net
http：//khadhd.myweb.hinet.net/about.html

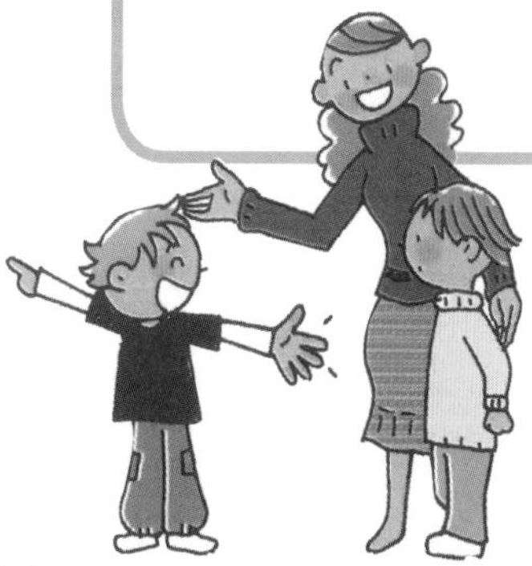

# 大專院校特教中心聯絡資訊

（資料來源：教育部特殊教育通報網）

## 北區

**臺北教育大學**
- (02)2732-1104
- 臺北市大安區和平東路二段134號

**臺北大學**
- (02)8674-1111
- 新北市三峽區大學路 151 號

**臺灣師範大學**
- (02)7734-1111
- 臺北市大安區和平東路一段162號

**中原大學**
- (03)265-9999
- 桃園市中壢區中北路200號

## 中區

**新竹教育大學**
- (03)521-3132
- 新竹市東區南大路521號

**彰化師範大學**
- (04)723-2105轉5552
- 彰化縣彰化市白沙山莊進德路1號

**臺中教育大學**
- (04)2218-3394
- 臺中市西區民生路140號

**逢甲大學**
- (04)2451-7250
- 臺中市西屯區文華路100號

# 大專院校特教中心聯絡資訊

（資料來源：教育部特殊教育通報網）

## 南區

### 嘉義大學
- (05)271-7957
- 嘉義市東區鹿寮里學府路300號

### 屏東大學
- (08)766-3800
- 屏東縣屏東市民生路4號之18

### 高雄師範大學
- (07)717-2930
- 高雄市苓雅區和平一路116號

### 臺南大學
- (06)213-3111
- 臺南市中西區樹林街二段33號

## 東部與外島

### 東華大學
- (03)863-5000
- 花蓮縣壽豐鄉大學路二段1號

### 宜蘭大學
- (03)935-7400
- 宜蘭縣宜蘭市神農路一段1號

### 臺東大學
- (089)318-855
- 臺東縣臺東市大學路二段369號

### 澎湖科技大學
- (06)926-4115
- 澎湖縣馬公市六合路300號

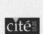

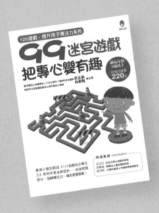

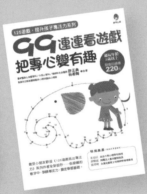

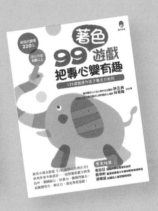

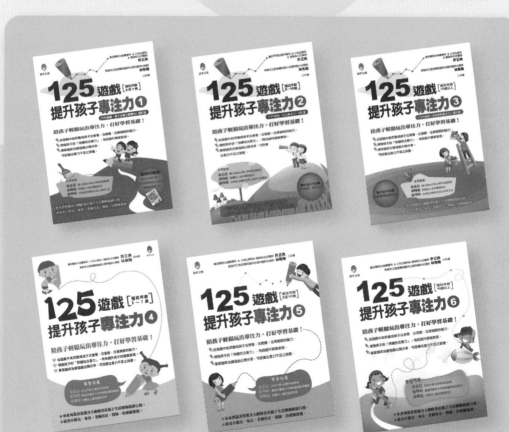

## 國內外讀者高度推崇的三大教養『勝』經

# 1天1步驟，10天有效果！

美國兒童及家庭關係心理學權威

## 傑佛瑞・伯恩斯坦 博士

獻給每一位正為了教養而頭痛或沮喪的父母，
教您短時間有效改善孩子偏差、注意力問題，
並消滅有害想法，從管教陷阱中成功脫逃吧！

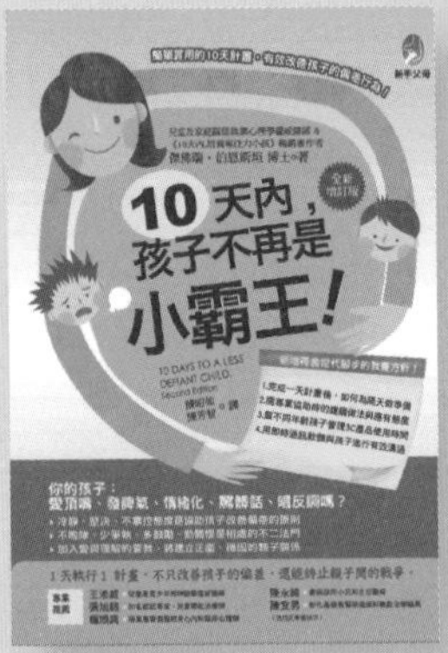


平裝 / 14.8*21cm
單色 / 384頁 / 340元

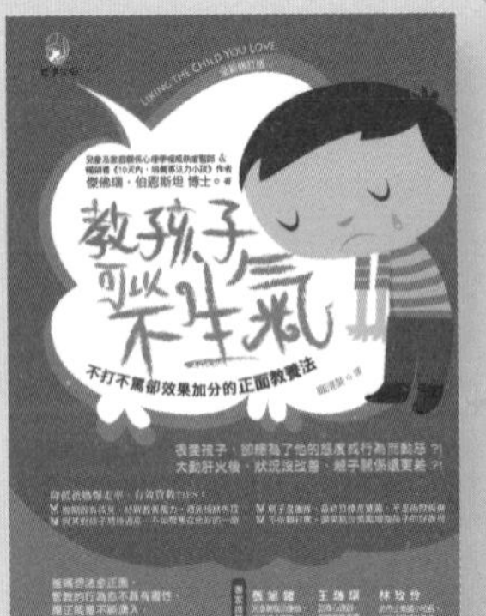


平裝 / 14.8*21cm
單色 / 320頁 / 300元

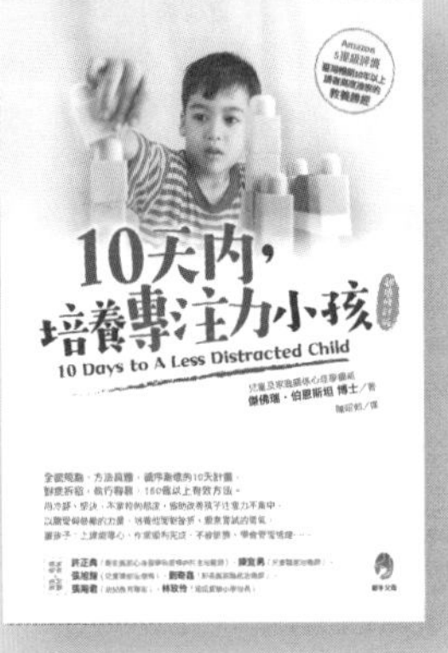


平裝 / 14.8*21cm
單色 / 320頁 / 350元

cité 城邦

新手父母

暢銷修訂版

# 圖解 ADHD 有效提升孩子專注力

AD／HD(注意欠陥／多動性障害）のすべてがわかる本

監　　修｜市川宏伸
專業審訂｜蔡明富
譯　　者｜申文淑
內文插畫｜植木美江、千田和幸
編輯協力｜Office201
選　　書｜林小鈴
企劃編輯｜蔡意琪

行銷經理｜王維君
業務經理｜羅越華
總 編 輯｜林小鈴

發 行 人｜何飛鵬
出　　版｜新手父母出版・城邦文化事業股份有限公司
台北市南港區昆陽街16號4樓
電話：02-2500-7008　傳真：02-2502-7676
E-mail：bwp.service@cite.com.tw
發　　行｜英屬蓋曼群島商家庭傳媒股份有限公司城邦分公司
台北市南港區昆陽街16號5樓
書虫客服服務專線：02-2500-7718；02-2500-7719
24小時傳真專線：02-2500-1990；02-2500-1991
服務時間：週一至週五上午09:30～12:00；下午13:30～17:00
讀者服務信箱：service@readingclub.com.tw
劃撥帳號｜19863813（戶名：書虫股份有限公司）
香港發行｜城邦（香港）出版集團有限公司
香港灣仔駱克道193號東超商業中心1樓
電話：852-2508-6231　傳真：852-2578-9337
電郵：hkcite@biznetvigator.com
馬新發行｜城邦（馬新）出版集團 Cite(M) Sdn. Bhd.
41, Jalan Radin Anum, Bandar Baru Sri Petaling,
57000 Kuala Lumpur, Malaysia.
電話：603-9057-8822　傳真：603-9057-6622

封面設計｜劉麗雪
內頁排版｜鍾如娟、李喬葳
製版印刷｜卡樂彩色製版印刷有限公司

2009年04月28日初版
2013年12月16日初版6刷
2016年12月29日二版
2020年09月15日三版
2024年06月21日三版4.7刷

城邦讀書花園
www.cite.com.tw
Printed in Taiwan

定　　價｜360元
I S B N｜978-986-6616-23-5
E A N｜471-770-210-759-8

國家圖書館出版品預行編目(CIP)資料

圖解ADHD：有效提升孩子專注力/ 市川宏伸著；申文淑譯. --
二版. -- 臺北市：新手父母，城邦文化出版：家庭傳媒城邦分
公司發行，2016.12
面； 公分. --（好家教系列；SH0061X)
ISBN 978-986-6616-23-5(平裝)

1. 過動症 2. 過動兒 3. 親職教育

415.9894 98003726

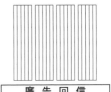

| 廣 告 回 信 |
| --- |
| 台灣北區郵政管理局登記證 |
| 北台字第**10158**號 |
| 免 貼 郵 票 |

104 台北市民生東路二段 141 號 8 樓

# 城邦文化事業（股）公司
# 新手父母出版社

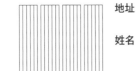

地址

姓名

請沿虛線摺下裝訂，謝謝！

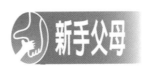

書號：**SH0061Y** 書名：圖解ADHD 有效提升孩子專注力

# 新手父母出版　讀者回函卡

新手父母出版，以專業的出版選題，提供新手父母各種正確和完善的教養新知。為了提昇服務品質及更瞭解您的需要，請您詳細填寫本卡各欄寄回（免付郵資），我們將不定期寄上城邦出版集團最新的出版資訊，並可參加本公司舉辦的親子座談、演講及讀書會等各類活 。

1. 您購買的書名：____________________
2. 您的基本資料：
   姓名：____________________（□小姐 □先生）生日：民國___年___月___日
   郵件地址：____________________
   聯絡電話：____________________
   E-mail：____________________ □有小孩_____個（_____歲）□尚無小孩
3. 您從何處購買本書：__________縣市__________書店
   □書展　□郵購　□其他____________________
4. 您的教育程度：
   1.□碩士及以上　2.□大專　3.□高中　4.□國中及以下
5. 您的職業：
   1.□學生　2.□軍警　3.□公教　4.□資訊業　5.□金融業　6.□大眾傳播　7.□服務業
   8.□自由業　9.□銷售業　10.□製造業　11.□食品相關行業　12.□其他__________
6. 您習慣以何種方式購書：
   1.□書店　2.□網路書店　3.□書展　4.□量販店　5.□劃撥　6.□其他__________
7. 您從何處得知本書出版：
   1.□書店　2.□網路書店　3.□報紙　4.□雜誌　5.□廣播　6.□朋友推薦
   7.□其他__________
8. 您對本書的評價（請填代號 1非常滿意 2滿意 3尚可 4再改進）
   書名_______ 內容_______ 封面設計_______ 版面編排_______ 具實用性_______
9. 您希望知道哪些類型的新書出版訊息：
   1.□懷孕專書　2.□0~6 歲教育專書　3.□0~6 歲養育專書
   4.□知識性童書　5.□兒童英語學習　6.□故事 童書
   7.□親子遊戲學習　8.□其他
10. 您通常多久購買一次親子教養書籍：
   1.□一個月　2.□二個月　3.□半年　4.□不定期
11. 您已買了新手父母其他書籍：

____________________

____________________

12. 您對我們的建議：

____________________

____________________

____________________